七転び八起きの

創造的看護管理

小宮　美恵子　著

経営書院

はじめに

本書は、看護管理の「いろは」も知らない私が、いきなり管理職という仕事を請け負うことになり、遭遇してきた苦難をその時々に考察し、乗り越えてきたプロセスを書き記したものです。書籍化に当たり、『師長主任業務実践（現『看護のチカラ』）』（産労総合研究所）で連載をした「中小規模病院の組織づくり・人づくり」、「おせっかい看護部長の腕まくり」を加筆、修正し、再構成いたしました。連載は「いろいろな看護管理」がある中で、自分流の看護管理を書きおろしたものです。

中小民間病院の看護部長の日常に焦点を当て、民間病院ならではの問題を、実話をとおして描きました。理論や原理は少し棚上げして、身近な問題に「人と人がどのように関係し合っているのか」を少し深く考えて行動した自分流の看護管理は、幸運にも皆さんから共鳴を受け、連載をきっかけに組織改革や組織運営に悩みを抱える管理職の方々との交流が始まり、思いがけない人脈という財産を得ました。

あらためて看護管理職に就いてからの15年を回想してみますと、過去も現在も波乱万丈、一難去ってまた一難の、「看護管理者修行」に尽きるものでした。

私の看護管理者としてのキャリアは、踏み入れたことのなかった民間病院で幕が上がりました。育ってきた看護現場の環境とは風土も習慣も大きく異なる空気の中で、「異色の人間」として扱われることも多々ありました。しかし、看護職としての気品や品格など無縁とも思える群れの中から逃げ出すこともせず、良くも悪くも人間らしさをむき出しにした人間模様とその成り立ちをくみ取りながら、誇り高くあるべき看護職の姿や姿勢について考え続けてきました。これは、私にとって貴重な経験です。

社会の一つのくくりである組織の一人として、そして専門職と呼ばれる看護職の一人として、人が人を看ること、人が人を育てることに対する厄介な関係性に大きな不安を抱き、それでもその厄介な人に助けられ、支えられて自分自身の成長と成果をつかんできたことは、私自身が「生きた証」と言い換えられるほどの、誇りとやりがいを授かることとなりました。

「継続は力なり」のことわざに習い、「昨日より今日、今日より明日」と一歩一歩の進歩に賭けてきたことが、今の私を築いたと思うのです。たくさんの失敗がありましたが、物事がうまくいかなかったことが失敗ではなく、それを辞めてしまったときが失敗というべきなのだと、自分に言い聞かせてきました。失敗というのは、次に改善すべき事柄を明確にしてくれる「宝の山」と考えたことが、ポジティブな発想を生みだしてきたと思うのです。

本書は誰にでもできる、ごくごく当たり前の取り組みばかりを掲載していますが、私が皆さんに最も伝えたいことは、「取り組んだ結果は、自分はもちろん、周囲も共に納得のいくものであるべきであり、さらにはプロセスを通じて受け止めることが最も大切だということ」です。それが私にとって看護管理の全てに心掛けてきた「自分流の看護管理」であることを申し添えておきたいと思います。

第3章の実践事例においては、まだまだ未熟な経緯や結果でもありますし、着手できていない課題もありますが、今後も泣いて笑って、さまざまな人と人の良好な関係にこだわり続ける看護管理を実践していきたいと考えています。

どの章からでも読めるように構成しましたので、時間を貴重なアイテムとしている忙しい皆さまにとって、少しでも日常の一助となれば幸いです。

小宮　美恵子

七転び八起きの創造的看護管理

小宮　美恵子

目次

はじめに

第1章　中小規模病院の看護管理の現状と背景

1　民間病院の看護現状スケッチ……2
2　変化を嫌う看護師たち……12
3　看護が見えない・看護が語れない……19
4　組織は人なり……33

第2章　「自分流」看護管理の礎――いしずえ――

1　私を支えたノウハウ……48
2　イノベーション・プロセス……67
3　社会的組織人へのナビケーションが組織を変える……83
4　人を育て、私を成長させた目標管理……93
5　私の必須アイテム……106

第3章　「七転び八起き」の諦めない挑戦

1　「リアル感」を高める現場教育の魅力……114
2　民間病院の教育文化をつくるために……123

3 企業の戦略術から教えられた創造的看護管理～その1～ …… 132
4 企業の戦略術から教えられた創造的看護管理～その2～ …… 141
5 患者を守るため、職員を守るための危機管理 …… 149
6 患者と向き合う文化「医療メディエーション」 …… 159
7 看護現場のストレス・マネジメント …… 166
8 看護師長のワーク・ライフ・バランス …… 183
9 「管理職いろいろ」課題はどこにあるのか …… 193
10 「チーム連携」看護師が担う役割とは …… 202
11 医療従事者間の苦情・クレーム …… 211
12 院内研修の効果に期待するもの …… 220
13 会議運営のブラッシュアップ …… 229
14 第三者病院機能評価Ver．6.0更新 …… 238
15 「組織づくり・人づくり」のモットー …… 247
16 医療法第25条「立ち入り検査」のマンネリ化が払拭された！ …… 255
17 適正な医療提供と正しい法令の解釈 …… 268

18 企画・提案・チーム行動することに自己の価値を見いだして……278
19 組織づくり・人づくりへの思い……296

看護管理で困ったときはここを見てください

改革はなぜ必要……2
意識改革を促すには……19
セクト主義を打ち破るには……33
「たたき上げ」を強みに変えるには……48
組織風土を変えるには……67
小規模を強みにした効率的組織運営とは……83
目標管理で人を成長させるには……93
「報・連・相」をうまく機能させるには……106
現場実践を通じて教育を行うには……114
納得のいくオリエンテーションとは……123
一般企業の経営戦略を病院として学ぶとは……132
「医療安全マニュアル」を使われるファイルにするためには……149

患者と信頼関係をつくるには……159
看護師のストレスを解放するには……166
ワークとライフの質の高い共存を目指すには……183
成功する看護管理者になるためには……193
本当のチーム連携とは……202
看護師の専門性向上とローテーションを両立させるには……211
院内教育で知的生産性を向上させるには……220
「長い」、「決まらない」会議にさせないためには……229
病院機能評価受診で「組織づくり・人づくり」を行うには……238
看護現場と看護管理の距離を縮めるには……247
「立ち入り検査」を職場活性化に結び付けるには……255
「適時調査」を良い意味で緊張感を高めるために活用するには……268
目標管理で改善を「見える化」させるには……278
「武勇伝」を課題解決に活かすには……296

中小規模病院の看護管理の現状と背景

第1章

1　民間病院の看護現状スケッチ

看護管理者への期待

医療機関は、大規模病院や中小規模病院を問わず日夜、多くの医療従事者により人々の命を救うため、また健康を保持し増進するために、たゆまない努力を重ねてきました。

それぞれが最高のレベルでその専門性を発揮して、質の高い医療が提供できることこそが医療倫理であると信じ、「24時間眠らない医療現場」を守り抜いてきました。ところが社会情勢は厳しく、その医療機関の使命を全うしていこうとする今後に、大きな不安を投げ掛けました。国の政策に対する病院運営のやりくりは、待ったなしの危機的状況を迎えているといえます。

地域連携の拡大と充実に力を注ぐようになり、施設は異なってもそれぞれの医療機関では機能低下することなく、健全経営のための努力と工夫を進めています。

この渦中において、看護管理者の病院における役割は、ますます重くなっているといえるのではないでしょうか。

中小規模病院は、大規模病院のような総合機能を持ち合せてはいませんが、急性期医療の後方支援の役割を果たす重要な任務を担っています。地域住民の砦となるためにも、健全な医療活動を展開して、生き残ることが必要です。そのためは小規模病院にありがちな甘えと妥協は捨てて、スタンダードな医療・看護と「患者へのおもてなし」という感性豊かな病院風土を築いていかなければなりません。

そこで病院では、看護管理者にまさしくその改革の仕掛け人となることを期待しているのです。最大の在籍者数を持つ看護部が変われば、組織全体を巻き込むことができる、また中小の民間病院だからこそ「成果が出せる改革」となり得るのです。そのためには「質の高い看護組織・質の高い看護人材」をつくり上げ、「質の高い看護」を実践する看護集団を育成すること、すなわち医療の安全を最優先しつつ、人を尊び、権利を守ることができる医療者集団をつくることが、看護管理者の任務であると思うのです。

だからと言って、私自身に当初から看護管理者として崇高なビジョンや、戦略的な計画と手腕があったわけではないのです。仮に理想のビジョン・計画があったとしても、理想では解決できない現実を毎日のように目の当たりにし、発生する幾多の問題に振り回されて途方に暮れかかっていたというのが実際のところです。

昨日より今日、今日より明日、「きっとどこかに進歩は出てくるはず」と、そんな後生楽な私の性格が良かったのか悪かったのか、なけなしの知恵を絞り出しては、体力と持久力の強さを見方に、ただ無我夢中で21年の月日を息切れしながらも猪突猛進してきたというのが本音であり、実は自分でもよくここまで続けられたものだと感心しているのも事実です。

スタッフから師長へ、師長から看護部長へとたいして経験を積むこともなく、短期間のうちに職務を変化させながら看護の現場を駆けずり回り、多くの人に「知恵と勇気と希望」という大きな財産を授かったこと、またつらくもあり楽しくもあり、涙と笑いの繰り返しの仕事人生であったこと、ここに自分流の組織づくり・人づくりが形を成してきたといえるような気がします。

とにかく現場主義にこだわってきた私には、フットワークは大事な武器だったといえます。「井の中の蛙、大海を知らず」といった看護師集団に、やりがいという仕事観を広げてやりたいという想いで、余計なお世話とささやかれながらも関わり続けた「おせっかい看護部長」の21年の奮闘を少しずつ紐解きながら、組織を一つに束ね、組織の期待に応えていくための方略……というよりは、自身の管理者修業を振り返りました。

時代がどんなに変わっても、昔も今も変わらないものがあることに気付き、人間と人間の真の欲求を理解することに近づいたとき、人材育成は方向が見えてきますし、その人材で構成される組織も「ワラの家からレンガの家」へと、変貌を遂げていくと思うのです。

自分が選んで進んだ道

看護師ライセンスを手にしてから33年余りの時間をゆっくり回想していきますと、懐かしく去来する若かりし日の、未熟で怖いもの知らずの自分がぼんやりよみがえってきました。お恥ずかしいことに、それほど熱い情熱を抱いて看護の道を志したわけでもなく、よくぞここまで看護の仕事一筋に続けてきたものだと一番感心しているのは自分自身です。この意外性に、もう一つ余分な話しを付け加えると、結婚して31年、スタートさせた新生活は身体障害者1級の祖父と舅、姑、小姑との同居からでした。これには周囲の友人、同僚、先輩、さらには親までもが「絶対にあんたは続かない！」と口をそろえて忠告してくれたものです。しかしこれもまた、人並みに同居家族を維持してきました。全く驚くべきことです。小姑を嫁がせ、祖父と舅を看取り、要介護3の姑と20年続く住宅介護とも上手に付き合い、現在は88歳になった姑と元気に暮らす、安定した生活スタイルをようやく見いだしたところです。

たいして看護の道にこだわりもなく、もっぱら核家族タイプを主張していた自分が、まさかこのような形で仕事と家庭の両立を楽しんでいるとは、「人生何があるか分からないもの」というよりは、「人間やればできるもの」と底知れぬ自信を獲得し、こういう人生の楽しみ方を伝えていきたいと思うようになりました。

私自身、何がこうした人生の方向へ導いたのか、また導かれるまま進んだのかと振り返ってみると、平凡なライフスタイルを大きく脅かす生活環境の変化が起きてしまったということでした。三世代同居の生活では、幾度となく遭遇する家族の「生命の危機に直面した出来事」が続き、長男の嫁として職場転換を強いられることになったのです。

33歳の秋、慣れ親しんだ国立病院から自宅近くの民間病院へ転職したことが、私の看護人生における分岐点となったのです。

「あいさつ代わりの怖いおもてなし」とソバカス少女

はじめて国立病院の外に出るという緊張感や不安は、今でも鮮明に覚えています。

この転職では、看護体制や看護実践・患者サービスに関する全ての部分で「看護の品格」を疑うカルチャーショックに陥り、3日で辞めようと決意したほどの衝撃を受けたことは忘れられません。職場では、管理職候補という前置きで紹介されたこともあって、周囲の好奇の目が強く注がれました。当初は一般スタッフとして仕事を共有することからはじめたのですが、この「管理職候補」ということが致命的な孤立因子となり「新入りはどこから来た！」、「そう簡単に仲間には入れないぞ！」、「後から入ったくせに！」というオーラの中に身を置くことは、かつてない経験でした。頭のてっぺんから足の先まで、四方八方から観察、監視されているような冷たく突き刺さる視線は、職場放棄を実行するに至る寸前でした。

その上、看護師の身だしなみはといえば、白衣は着ているもののノーキャップやノーストッキング・カラーストッキング、今でこそ感染対策、安全対策の視点からナースキャップは「ケース内に飾られる象徴」となりましたが、当時では考えられない出来事でした。さらに肝心な看護ケアときたら「付き添いの家政婦」並み、もう勘弁してください状態で、呆然としてしまったのです。

3看護単位もあるのに看護部長もいない、師長はたった一人、いたたまれないショックに午後には病院長に願い出て、帰宅しようと決めていました。

しかしこの日、そんな気持ちに待ったをかけた一人の准看護師がいました。彼女は「小宮さん、お昼に行きましょう！」と初めて声を掛けてくれた人でした。自分よりずっと若いソバカス少女の彼女と昼食を一緒に取ることとなり、何やら帰宅するきっかけを失ってしまったのです。それから1週間、1カ月、1年、10年、20年と、多くの患者、多くのスタッフに学び、多くの先輩方に支援されながら今では民間病院での看護管理者としてやりがいを見いだし、充実した日々を送っています。あの日、あのソバカス少女に声を掛けられなければ、私の仕事人生はきっと今とは変わっていたに違いありません。

今、私はこの看護の管理業務という仕事に納得し、やりがいを持っています。中小の民間病院はいまだに理屈や当たり前が通用しないようなアクティブな課題も抱えていますが、それらを創造的・効率的に解決するための知恵を、みんなでひねり出すプロセスが面白くてたまらないのです。「七転び八起き」で重ねてきたこの経験は、今も波乱万丈そのものです。しかし、自分がこんなに頑固で負けず嫌い、そしてお人好しだったことに気付いたことは、自分自身を成長させるための新たな発見となり、「弱みを強みに転換して業務に活かす」という教訓というか戦略を持てたことで、常に前向きな挑戦者でいられるようになりました。

貧しい教育環境が残したもの！

医療の現場に第一歩を踏み出したころ、私も真新しい白衣を身にまとい、意気揚々と気持ちだけはピカピカの社会人を気取っていました。「新人です。よろしくお願いします」とあいさつする裏側には、今どきの新人看護師と何ら変わることなく、「新人なのだから医療の現場は何も分からなくて当然」、「教えてくれなければできない」、「先輩は後輩に教えるのは当たり前」という傲慢な意識が隠れていたように思います。しかし、当時の看護教育は結構「放任主義的な指導だ」と思わせる状態で、私たち新人の思惑とは裏腹なものでした。医療者は「大工や左官職人と同じだ！　一人前になりたかったら聞くより見て技を盗め」という教育だったように思います。自分から目的を達成するための行動を起こさないと、どんどん遅れていったものです。

来る日も来る日も、何から何まで「アヒルの子の行列」のような新人が、ウロチョロしながら指導者に張り付き、その背中を見失わないような日々を過ごした気がします。

看護学校で学んだナイチンゲール誓詞を胸に、理想は高くあったはずが、いつしか患者さんが一番の感心事ではなくなっていたことも事実で、たぶんこの状況に陥っていたのは私一人ではなかったと思います（大きな声で言える話ではありませんが……）。

それが業務に慣れるに連れて、いつしか一人で一人前になったような顔をして、後輩指導の役目を任されるようになっていました。またそうなるのは極当たり前のことで、組織の恒例の流れに乗っかって「次は自分の番だから」という安易な気持ちで、何の疑問も感じることなく月日を過ごしてきました。しかし、そんないい加減な覚悟の私が、人並みに任務を遂行できたのはなぜだろうと考えると、言うまでもなく看護部組織の管理体制がしっかり築かれ、組織のニーズにかなう指導者が育成されており、人を育てる風土が根付いていたことが最大の理由だといえます。「放任主義的」に写っていた指導は、全て私たちを「主体的に考える人材」に育成するための指導者らの一貫した行動であり、そのおかげで私たちは組織が求める一定の及第点を貰うことができ、まっとうな仕事、看護師の気品を授かったのだと痛感しています。

民間病院への転職により、この過去の経験がいかに幸せな環境で育ててもらってきたのかを思い知らされました。管理体制・教育体制など何もない中では何も生まれてこなくても不思議なことではなく、今、目の前で働く看護師が世間知らずで、一人よがりで常識に欠け、新しい知識がなくても、誰もそれを教育してくれなかったのだから仕方がないことだと思い直しました。

転職時に受けた看護師としての看護観や価値観、そして仕事観のギャップは焦燥感を募らせたものでしたが、組織や教育体制の整わない中で、看護職に「ダメ」レッテルを貼るのは「早すぎる」と、考えを改めました。

自分自身が辿ってきた道のりを振り返ってみると、管理などという言葉そのものが自分には無縁で興味すらなく、師長や主任に対してのものだと思っていましたし、まして看護部長など口に一度お会いするかしないかといった雲の上の方でしたから、どんな仕事をしているのかさえ深く考えることもありませんでした。当時の私たちにとっては、直属の上司より先輩方の顔色一つが自分の一日を左右するといった感じで、今のようにプリセプター制などありませんでしたから、直接的な影響力は「今日の指導者」となる先輩の手中にあったようなものです。そしてその「影響力」は大きく、いろいろな場面に反映されていました。しかし新人だった私たちは、面白しろおかしく、自分にとって都合の良い視点で指導者のランク付けをしたり、愚かな話題づくりをしていたことを思い出します。

自分を正当化し、「今日は指導者に恵まれなかった」などと悪態をついていたときもありましたが、良くも悪くも全て自分が関わった結果だということを気付かせてくれたのも指導者の方々だったと、今さらながら当時を思い、胸を痛めています。

人と人がさまざまな立場で交わる看護師の人材育成は、看護管理者とはいえ難問であるに違いありません。教育とは一方的に与えるばかりのものでもなく、また与えられるのが当たり前ではないということを再認識しながら、体制づくりをしていく必要がありました。

医療現場の常識を取り戻せ

民間病院でのリアリティショックは大きかったものの、とにかく動き出さなくては毎日が息苦しいだけでしたから、見たまま感じたままの看護現状をありのままにスケッチし、問題を明確化した上で解決策を打ち出すためのロジックを組み立てることにしました。

方法論を見いだして、看護部再編に対する自分自身の理想やビジョンを語りたいところでしたが、組織に横たわる問題は根っこの部分で相互に関連し合っていることが多く、全体像が見えてこないとその解決策も場当り的なものとなってしまい、効果的・効率的な成果は得られないという壁に突き当たりました。一人よがりの理想やビジョンの提示は、はっきり言ってなかなか「スタッフに届かない」

というのが現実なのではないかと私は思っています。

看護現状のスケッチとは「看護部現状調査」、「看護の安全と質の保証から見たケアの分析」、「一管理者として客観的な問題状況の分析」などであり、私としては現状を知って足元を固めるということだったのです。

結果といえば、今まで当たり前だと思っていた医療現場の常識がことごとく「?」マークで遮断されて、八方ふさがりとなってしまい、理解者の少ない状況の中で痛恨の無念さに襲われました。

これほどまでに遅滞している看護管理や看護ケアの実態に対して、急務の改革が必要だと、今まで感じたことのない重圧と緊張に身が縮む思いでした。

2　変化を嫌う看護師たち

「医の中の変わらず……」

医療や看護のスタンダードとかけ離れている現状で働いていることなど、スタッフ自身は知る由もなかったのかもしれません。なぜなら長い間「井の中の蛙、大海を知らず」というような、のんきな職場体質だったからです。このような驚くべき組織管理の実態は、たまたま関わったこの病院だけではないことを、その後、ある「民間病院看護管理者セミナー」で知ることになりました。この組織的問題は、いったいどこにその原因があるのだろうと掘り下げれば掘り下げるほど、民間病院の独自の長い苦労の歴史が見えてきました。経済、人員、教育、後継者問題など、複雑に絡み合って継続されてきた病院運営は、その時々を「とにかく乗り切るのに精いっぱい」と必死で、十分な管理教育も受けられず、病院トップとの間でやりくりしてきたシワ寄せだったのかもしれません。ある意味、その時代の犠牲者だったのかもしれないと思ってしまうのです。

しかし、医療ニーズへの変化は妥協を許すことなく、国民の多くは「目利きの達人」となり、患者サービスや腕の良い医者のいる病院を選び抜いていく時代へと移り変わっています。専門特化された病院経営の在り方、病院組織の在り方、看護部組織の在り方、チーム医療の在り方、患者サービスの在り方など、四方八方に問題の根が張り巡らされている中で、帰属意識もなく自己中心的発想で「やっつけ仕事」を思わせるイレギュラーズのような看護集団は「組織の怪人」です。看護部組織が壊滅することのないよう、そして病院組織が足元をすくわれないうちに、「組織の危機」を「自分の職場の危機」と認識させて、何とか脱却しなければならないのだと、熱くたぎる思いが湧いてきました。

便利屋看護師とマンネリ看護師

医療機関の発展に大きく貢献する看護集団は、日々進化する医療に対して専門職としての知識や技術に磨きをかけていかなくてはなりません。

「何でも屋」と重宝がられている看護師ですが、重宝されるのは良いことですが、誰にとって、どのように重宝されるのかが問題です。中小の民間病院ではなかなか昔の風潮が消せず、看護師は「医師に言われたことをやっていればよい」という考えを払拭できずにいる施設も少なくないと聞いています。それに疑問も持たず従っているマンネリ看護師（マンネリ看護師とは、私が思うに看護観がどこかに行ってしまった看護師のこと……）、あるいはそれを不満に感じても改革はせず、転々と施設を渡り歩く渡り鳥看護師、いずれにしても医療機関の将来的発展の妨げとなる因子であることは間違いありません。しかし最近では、病院機能評価やＩＳＯなどに取り組む施設も増え、「何でそこまでやる必要があるのか」と言いながらも、看護業務、看護教育、看護部組織の在り方に対して深い関心と、理解を示してくれる病院トップが増えてきたことはありがたいことです。

中小の民間病院では、看護組織や看護体制をはじめとする、看護部独自の業務改善の仕組みが立ち遅れていることが多い上に、経営者であるトップの考え方やリーダーシップのいかんにより、現状の医療情勢に太刀打ちするための方略に大きなふたをしていることもあるのです。しかし、看護管理者はその現実をどのように対処すべきなのか冷静に考えて、行動していくことが重要となります。

変化を嫌い暴走する職員の「離職宣言」

身近なところからの改革を推し進めながら、組織の構築も人材育成も、人と人の関わりが一番大切であり「要」となるものだと意気込んで、「目配り気配り」を欠かすことなくまい進していました。スタッフの気持ちも多少ですがつかみかけてきたころ、「そんなに世の中うまくいきませんよ！」と言わんばかりの大惨事に見舞われたことは、忘れることができません。私にとって最も大切な部下を失ってしまう状況が起きたのです。

それは、組織を正常な路線に修正し、改革していくための取り組みに著しく反論し続けた「変化を嫌い暴走する職員の離職宣言」だったのです。私はこれを受け入れ、慰留しない選択を取りました。一人でも多くの看護師を確保しなければならない現状とは拮抗した決断でしたが、自らのスケッチに対してビジョンを貫くためには、腹をくくるしかありませんでした。病院はそのような事態を経営のマイナスと捉えたかもしれません。しかし、「辞められるのが怖い」と現状に目をつむっていたら、がんは大きく浸潤し、取り返しがつかない状況になることを示していました。今でも正しい決断であったと思っています。管理者として人事管理の視点からすれば、普通なら慰留するべきだと考えるのかもしれません。しかし、この迷いのない決断には、帰属意識の高い一部の看護職員の合意が背中を押してくれたのです。

欠員が起きたとき誰が一番大変な思いをするのか、それは管理職である私でもなければ、ましてや病院でもありません。看護を受ける患者と、24時間ベッドサイドを守る残された看護師自身です。しかし、これらのスタッフが「欠員になっても、しばらくの間は私たちが夜勤でも公休返上でも頑張るよ」という協力的な後押しをしてくれたのです。

想定外の事件は、時や場所やジャンルを選ばず頻発していましたが、スタッフとともに「ホウ・レン・ソウ」をうまく交わすことで、自分自身も精神的な病に陥ることもなく対処できたといえます。民間病院へ転職して度肝を抜かれたカルチャーショックも、こうして徐々に「看護の品格」という言葉に敏感に反応する職員が増えてきて、相通じる仲間が少しずつではありましたが存在していることに、何よりの励みを実感しました。人の変化は最も大きな感動を生み、これこそが改革の始まりを意味しているように思うのです。

モチベーションづくり

看護管理者のリーダーシップのいかんで、看護部組織は大きく変革できることは明白です。この看護部をどう率いるか、看護の独自性・専門性を日々の看護業務をとおして患者にも病院組織にも確実に証明していくことが、改革の始まりだったと認識しています。

その当時は、問題が明確になればなるほど失敗は許されないと思いました。教育レベルなどという以前の問題で、看護組織として「ごく当たり前の基本行動」の実践レベルからですから、そのスタンダードを「効率的に漏れなく」チェックするために、日本看護協会（以下、看護協会）が出版する看護管理に必要な要件書を「参考」に、それに即して現状を描写していきました。

最初に大項目としてのくくりを「業務・人事・労務・物品・看護教育・研究・委員会」とし、それらを縦のタスクに書き並べ、横軸に現状・原因・期待値（どうなりたいか）を明確化するフォーマットを用意して具体化します。この段階で「私はこうありたいと考えているが、みんなはどうか」と、看護管理者として期待するビジョンを表明していきました。

自院の特徴をさらに表出させるための必須要件を特記しながら整備していき、目標に対して「問題抽出・課題の明確化・期待値・具体的方法論」へと、ある程度のシナリオを自分の頭の中に持ちながら、それに向かって分析をしていきました。この作業の中で、私自身が課題の量や重さを測ることができ、「2年後には、3年後にはこんな看護部になっていたい」という実現可能に近い明確な目標を可視化していくのです。現状のスケッチをどのように使っていくのかは結構重要で、スタッフへの説明、交渉等を充実させるための説得力が求められました。調査したらしっぱなしでは「仕掛け人」にはなれません。「ビジョンが先か現状分析が先か」難しいことはよく分かりませんが、いずれにしても現実とのギャップを埋めていく作業を、スタッフとともに取り組める環境が大切なのだと実感しています。

こんな作業を足掛かりに「目標管理の導入」に踏み切ったのです。解決したい、解決しなければならないという状態にスタッフが差し掛かっている事実が大切です。要するに「動機付け」が大切だということです。目標管理の推進に関する「珍道中」については、別のところでお話しするとして、とにかく看護部の改革は、行き当たりばったりでは一時的な表面のコーティングにしかならないのです。問題を掘り下げ、いかに計画的に緻密に実行していくかが明暗を左右すると考えています。

「ちくはぐ」な運営方針

看護管理者として着任し、最初に感じた違和感があります。それは、病院理念の実現に向かうために現状とのギャップがどれほどのものなのかということを看護部長として冷静に評価したときに、「質の高い医療を提供する」と掲げられているものの、質の高い医療とは具体的に何をしていきたいのかという疑問を抱かずにはいられないことでした。病院サイドと職員サイドのズレが、私のジレンマをつのらせていったのです。

例えば、質の高い安全な医療を提供するという理念に対して、感染防止に努めるという目標が挙がります。しかしながらそれに掛かる予算が病院から捻出されないのです。ペーパータオル、使い捨てエプロンなんてもったいない、経費が掛かり過ぎると却下される事態に矛盾を感じずにはいられません。職員に対してお金は出せないが、院内感染は防いでくれといわんばかりで、職員に「責任の丸投げ」をしていることに頭を抱えてしまいました。

感染対策はきちんとしてほしい、しかし支援はしない。でも患者を感染させたり、自分が感染してしまったら「あなたが悪い」と言っているようなもの。すなわち目標を掲げさせ、成果を出せないのは職員の問題だと、「職員へ責任の丸投げ」という結果を招いていたのです。医療とは、知識や技能に加え人間性や感性の他、効果的で効率的な道具も必要になってきます。消毒薬や感染防止グッズ(ペーパータオル、使い捨てエプロン、グローブ、ゴーグルなど、多種にわたる医療消耗品)、医療廃棄物処理容器の徹底使用などが不可欠であるわけです。

しかし購入申請がいつになっても上層部から許可が下りないなど、患者間の安全を守ることもさることながら、医療スタッフ自身の身の安全も保証できません。今さらこんな話しを上層部へ進言しなければならないということに、ショックを感じました。「もったいない」と簡単に返答が帰ってくることそのものに、病院理念や病院目標はお飾りでしかないのかと、打ちひしがれたのです。だからといって二の足を踏んでいても、事態は全く解決せず、ましてや声を荒立てて訴えたところで逆効果となるばかりです。これに類似する問題には数知れず遭遇し、あれやこれやと手を尽くしては失敗しながら、その教訓は「今日の知恵」と変わっていきました。

3　看護が見えない・看護が語れない

看護管理者の交渉テクニック

看護管理者として、情報の提供やデータの提示は最も有効な交渉手段であり、「この時代そんなことは当たり前です」などと挑戦的な交渉を行えば、全ては水の泡となります。新製品の効果、価格の比較、使用量から推移する必要経費、使用することによる医師や看護師に及ぼす時間的メリットや安全性など、アプローチし続けることが大事です。一度くらい否定的発言を浴びたからといって引き下がることなく、場面や入口角度を変えてチャレンジしていきました。一度では絶対に採用しないということがパターン化しているようにも思えるほど、非効率で腹立たしいものでした（もしかしたら私自身が試されていたのかもしれませんが……）。

働きやすい環境づくり、安全な環境づくり、これは看護管理者として最低ラインで最高ランクの任務といえるのだと思います。現場サイドと上層部との意見の隔たりを調整し、円滑にことを運ぶテクニックも看護管理者の重要な仕事の一つです。そうした中で最も教訓にしたいことは、自分自身の考えはどこにあるのか明確に目的を持って調和させることが大切で、期待のゴールへのシナリオを持ち、「八方美人的で曖昧な対処」は失敗を招く恐れがあることを、心していきたいものです。

「日誌が語る」看護管理

着任したばかりのある日、看護現場で「当たり前を当たり前と言わせない」と言わんばかりの、度肝を抜かれた事柄に遭遇し、カルチャーショックを受けたことは前に触れました。

看護師は看護をするために看護師になったはずですが、ナースコールの対応も「また呼んでいる！」発言が当たり前に口をついて出てくる、病棟にかかって来る電話は側にいても鳴りっぱなし、看護室内は張り紙だらけでそれもとっくに期限切れ、ホワイトボートは「何でも屋」のような好き勝手な個人使用とも思える殴り書き、「重要な共通情報」であることを打ち消しているかのようなありさまでした。これがナースセンターに足を一歩踏み入れたときに、目に映ってきた風景でした。

呆然としながらも、まずこの目で初めに確認したかったものは、病棟の管理状態を表す「病棟管理日誌」でした。病棟管理日誌は、病棟における患者状況管理、職員勤務実態管理、回診、会議、イベント（行事や研修）、施設管理状況が一望に示されている帳票であるわけで、記録を閲覧することでおおむね看護体制や管理状況のレベルが把握できると期待し、手に取りました。この私の行動に一人の看護師が瞬時に「あっ！　それ今日はまだ全部書いてありませんから……」と言うのです。

病棟管理日誌の閲覧は、今日はまだ書き終っていないなどという問題ではなく、病棟管理の意識を知りたかったのです。しかし結果は「何を管理したいのか？」ということが理解できない状態だったのです。

日付、曜日、お天気、入院患者数、本日の入院、退院、患者の看護度、そして今日の勤務者だけが記載されているものでした。「病棟管理日誌」がこうでなければならないという決まりは全国で統一されているわけではありませんが、行政から指導されている一定要件はクリアしなければなりません。しかしそれ以上に、病棟日誌や看護管理日誌は私たちの業務を語っていくために、また看護データをまとめるためにも重要なアイテムだと思うのです。これで「24時間眠らない病棟」の現状を語れるのかと、やり場のない思いに襲われました。

看護実践の質の問題に関しても重圧を感じていましたが、それ以前に「実際に行っているケア」がこの記録では見えてこなかったのです。看護部が組織の中で確立しなければならないことは、病院経営への参画という大きなことから、足元の些細《ささい》なことまで山積していました。しかし一方で、施設基準ギリギリの少ないスタッフで重症患者を抱えながら、満床の入院を余儀なくされている民間病院、そして24時間ベッドに横たわる患者に必要な看護を提供している看護師たちの功績は、まぎれもない事実です。それなのに、「何も証明することができない」と腹立たしささえ覚えました。また、看護部全体の管理状況を記載する「看護部管理日誌」もこれまた同様で、看護部の全体像を把握できるものではありませんでした。

看護管理者不在の状況がしばらく続いたことは聞いていましたが、どんなに時間をかけて積み上げても崩れ落ちるときは一瞬の間、当たり前のことを当たり前に維持し続けることへの管理監督責任の重要性を、あらためて痛感しました。指導や指示がなければ動けない「考えない職場風土」への転落は早いものだと知らされた気がします。

「病棟管理日誌」とは、今日の一日を文字で語るものである必要があります。私見になりますが、患者状況とは、入退院の状況を示すものとしては、「氏名・年齢・性別・病名・病室・診療科・主治医・入院目的」などが必要であり、入院中の患者を語るものとしては、「担送・護送・独歩の数、避難誘導に備える、そして侵襲を受ける検査や手術は誰であったのか、担当医師は誰だったか」、死亡退院を語るものとしては、「氏名・年齢・性別・死亡時刻・死亡診定医など」、また医療側の判断で挿入されている患者にとっての異物となるものの管理状況を語るときには、「胃チューブ・バルンカテーテル・ＩＶＨ・酸素・人口呼吸器装着・各種ドレーン挿入者の数」は必須なのではないでしょうか。認知症患者や不穏患者はどれくらいいたのか、身体の清潔はどのようにケアしたのか（入浴・清拭・洗髪・手浴・フットケアなど）、そしてさらに重症患者・行動抑制者などや、会議や行事、地震や停電等の事実と安全の確保状況などの記載こそが、業務日誌の意図とするところではないでしょうか。慢性期病院では医療区分数や介護保険認定者数、そして多職種合同カンファレンスの実態なども、記載項目に設定しました。

ちなみに同じ記録という部分では、看護記録の重要性はずいぶんクローズアップされています。各病院なりの活発な検討も盛んで、看護記録基準等も整備され、統一した看護記録方法が確立し、記載が質の向上につながり、さらには記録時間の短縮へと成果を上げている病院も多くなっています。

そのような中でも「病棟管理日誌」にあっては、病棟の一日を語るための需要な記録であり、省略したり簡素化したりしてはならないものだと考えています。ですから、病棟を管理する看護師長には、こんなことから教育していきました。記録は私たち看護師の仕事を可視化する、説得力のあるデータとなるわけですから。

的はずれの予算管理

先にも述べましたように、感染対策や事故防止などについては、ある程度の予算を投じなければならないことは、仕方のないことです。

しかし、お金が有り余っている病院などは、そうあるものではありません。たとえ必要不可欠な案件であったとしても、常に右から左へとお金は動かないことぐらいは、誰でも周知のことです。だからこそ病院運営において予算計画は非常に重要であり、限られた予算をどのように使うのかで効率経営も図れることとなります。どこの部署に何が必要とされているのか、掛かる金額は、またそれはいつまでに必要なのか、などの院内一覧表の作成をもとに、各部署とのヒヤリングを充実させて優先順位を決定する作業は、必ず行う必要があります。しかし民間病院の中にはいまだに、それは院長、事務長でおおむね行い、医療機器などの修理やメンテナンス・施設改修ばかりに着目し、看護の現場が置き去りにされているという現実に頭を悩ませ、苦慮している看護管理者もいることでしょう。看護管理者は看護部のみならず、医療機関の全体を見渡して、投資されるべき優先順位をしっかり把握していなければなりません。なぜなら看護師が関わらない部署は一つもないからです。部署連携は、こういった視点も持ち合わせて情報を共有し、実施するものだと思っています。

果たして、次年度の予算計画をより青写真化させるために、各部署のヒヤリングがようやく定着して行われるようになりました。看護管理者はここでの優先度を決定する上で、立場の違いから起きる主張の違いを想定するくらいの先読みをしなければなりません。

最近では認知症の患者さんも増えてきています。特にリハビリ機能を有する病院では、身体機能がアップするほど転倒や転落につながる要素は増え、危険の拡大が予想できることでしょう。これを一番実感しているのは、リハビリスタッフでも医師でもMSWでもなく、ましてや事務職員でもないのです。24時間ベットサイドケアを提供している、夜勤看護師や看護補助者たちであり、悲痛な叫びと変わっています。看護管理者はこの危険予知の現実をいかに切実に訴え、看護現場の環境を保持し、改善の提言をしていくかが仕事といえるのです。転落防止センサー付きマットなど、誰でも必要性を理解して購入許可が出ることは必至なのですが、看護部と他部署と一致できない相違点は「購入台数」の問題です。20台必要と看護部が訴えれば、見守りは10人なのだから10台でいいのでは、というのが他部署の考える単純な意見なのです。争点のポイントは、ベッドサイドは片側だけではないということと、夜間の少ない看護人員での勤務体制に臨場感がなく、夜の病棟を支えている看護師の立場が十分理解できていないということです。このような問題は、夜勤経験のない病棟師長だと理解していないことがあります。そのため、師長の夜勤経験を随所で実施することは、管理をする上で必須アイテムになってきます。

ヒヤリングという機会を設けなければ、いとも簡単に、かつ勝手に10台と決議されてしまうでしょう。それを後で意見しても「半分でも予算化したんだから」、「後は看護師の工夫と努力だ」などと、事務長あたりに恩着せがましく言われて終わってしまうのです。看護管理者は、こういったところでしっかりと踏ん張らないといけないのです。

看護師の安全管理の側面的支援とは、看護管理者としての立場を有効に発揮して、効率的に資金調達できるということがポイントだと思います。また、見当外れの予算案にならないことは、「病院トップ自身」が職員からの信頼を向上させることにもつながるので、看護管理者は現場の具体的な問題を熟知して、妥当な情報をトップに提供する役割があることを忘れてはなりません。

医療の質の確保は「透明性」がある中で向上し、議論の詳細など、オープン化されるシステムを構築することが成長する組織には必要だと思います。無関心体質を改善させるためにも、経営の一端に多くの職員をうまく巻き込むことが民間病院経営のポイントなのではないでしょうか。「病院の柱を支えているのは全ての病院職員一人ひとりである」ということにプライドを持ち、自分の働く職場を自分たちの手で守りきるという意識を育むことができれば「鬼に金棒」です。

赤字になったからといって組織から一方的に「節約しろ」、「賞与カット」と責任を押し付けられても、「こんなときだけ赤字通達をして」と、帰属意識はどんどん失われ、ますます他力本願的な職場風土を助長させてしまう、そんな構図はよく聞く話の一つであったことも、否定できない問題でした。

サビついた看護師資格

他力本願的職場風土といえば、民間病院に移籍して驚いたことは、看護師の自己研鑽のための研修会参加に関する意識の問題です。「病院がお金を出して勤務扱いで行くなら参加するが、それ以外は参加する気はない」という職員ばかりだったのです。看護職員らの言い分は、「資格や知識の向上は医療機関にとって必要なことなのだから、研修参加費として病院が捻出するのは当たり前だ」と言うのです。今までこのような理屈は聞いたことがありませんでしたが、あまりにも堂々と訴える看護師の姿に、人材育成の課題の重さを感じました。当然、教育費として研修、図書費は予算立てしてありましたが、希望する全てに対して病院が負担することは難しいものです。そのため研修の選択、人選は看護管理者として必要なこととなります。これを納得してもらうために、各部署ミーティングにまめに参加しながら、資格者としての雇用契約は「日々進化する医療に対応できる知識・技術を習得し、職務を全うするために自ら更新し続けること」を含んでいること、そのために研修は一つの手段であり、病院支援だけではなく、有資格者として資格で賃金をいただき商売をしているのだから、その品質が古く、サビついていてはならないことを再認識させるように努めてきました。

そういったことを伝えていく中で、本音ではあまり学習する習慣を持っていない看護職員が多いことに気付きました。そういった学ばない人たちはさまざまな難癖をつけながら、自己の正当性を主張しているという共通点を持っていました。この看護集団を力や立場でねじ伏せても、自発性は生まれるどころか逃避行に出る看護職員が増大し、収集がつかなくなると思い、イーブンの取り引きをすることにしました。

病院トップと相談し、学会参加や出張命令研修は別枠とし、それ以外の各自が希望する研修は当面の間は全て「勤務扱い」、「参加費は自己負担」と妥協策を講じました。するとかなり良い反応があり、院外研修に出向くようになったのです。このシステムを約2年間継続した結果、現在では「自分の休日で行きます」という看護師が9割以上になりました。一方で民間病院でのもう一つの悩みは、看護協会に所属するという認識が看護師に少ないことです。これも学ぶことを辞めた看護師にとっては、余計な出費になるからです。ですから、看護協会とは？　ナースバンクとは？　看護職賠償責任保険制度とは？こんなことも新人看護師でもない、さまざまなカラーに染まりきった経験看護師に説明する必要があったのです。私が経験した実態は、60人の看護師が常勤として勤務する中で、看護協会員はたったの４人でした。会員になって、安い費用で多くの研修を受講し、自己を高めることを提案しても、凄まじい抵抗勢力でしたから、病院との交渉で勝ち取った外部研修の受講支援対策は、渡りに船という感じで効果的に作用し、学ぶ楽しさを知り、看護師自身が主体的に学ぶことの満足につながっていくことを助ける結果となりました。日勤扱いで看護協会研修に参加するようになり、最初はレポートや報告書の義務付けはせず、まず足を運ぶことを嫌がらないという、臆病体質の改善が目標でしたが、徐々に自主的に提出してくるスタッフも増えました。2年間の間に93％の会員実績をつくり、「損して得を取れ」という作戦は成功し、その評価はできるのですが、これほどまでにサビつきかかった看護師にしてしまったことは、組織にも責任の一端は大いにあると、腹立たしい気持ちにもなりました。

病院の目指す理念や目標を理解し、成果を挙げるために思索を講ずるのが管理職の職務であるわけですが、病院は看護師に限らず専門職集団ですから、一度取った資格にあぐらをかいて仕事をすることを放任することは、組織の質を左右するということを肝に銘じなければなりません。職員は物ではありませんから「生かすも殺すも」やり方次第、人材は財産ですから、どう育てていくのか真剣に考えて、自ら率先して実行可能なプロジェクトの中心人物になることが、最も大切なことなのです。

モラルと規律を重んずる精神

「変化を嫌い暴走する職員」の、医療従事者とも思えぬ使命感を欠く突然の大量離職宣言を受け、看護部の現状にリセットをすることになったお話しをしましたが、この事態は看護師集団の品格を問われる愚かな出来事でした。病院トップはリセットをしてでも体質改善が必要であることを理解し、ピンチをチャンスに変える意気込みを示してくれました。「つぎはぎ」を施しながら何とか維持されてきた従来の看護部組織に、今こそ大胆過ぎると言われるくらいの主体的な改革を起こさなければならないときがやってきたと思いました。

これまでのような粗悪な職員体質が横行していたのでは、過去にいくらマイナーチェンジをしてきたとしても、医療人としての精神が腐っている状態では、良好な成果など、とうてい望めなかったのではないかと思います。

このままでは、何かを改善しようとすればするほど、ハリケーンのような破壊的威力を持つ一部の看護師集団の抵抗勢力にふたをされ、進歩するどころか問題勃発という事態に陥り、それに費やす時間や心労にかなりのエネルギーを使い、揚げ句の果ては大きな災害の傷跡を残していくばかりです。そして後は涼しい顔をして「昔は良かった症候群」から脱皮することもせず、ぬくぬくとぬるま湯に浸っているのです。この繰り返しは非効率そのものであり、精魂込めて努力をしても「やるだけ無駄」という情けない結果が待つだけなら、教育、教育とばかり言ってはいられません。「切り捨てる」という現実の選択があっても、それは正義と呼ぶことができるでしょう。

病院は、甘やかしてきた現実をリセットして、再建を目指しました。そして組織の基本である職員の「モラルと規律を重んずる精神」を育み、調和と協調と団結で「風通しの良い勢いのある組織」に生き返らせるために、看護部ばかりではなく病院全体の調査、点検、評価を管理職は求められることになりました。医療も時代が変われば患者のニーズも変わります。その変化とともに、私たちも変わっていかなければならないことを自覚できる職場集団でなくてはならないのです。「世の中は病院に何を期待しているか」、「患者は医療サービスに何を求めているか」、「自分たちには何が足りないか」、「自分たちには今、何ができるか」などを考え続けられる集団へと変わっていかなければなりません。これはどの社会においても同じです。企業でも病院でも組織が存在し続ける限り、どこまでも完結することはないのです。あまりにも時代遅れとなってしまった看護部を、無理やりでも強い意思と覚悟で心機一転するための大掛かりなモデル・チェンジを実行し、時代の流れに追い付かなければならなかったのです。この改革のリーダーシップを取ることが私の任務かと思うと、背筋がピンと張り詰めるような緊張を感じたことを、今もよく覚えています。

看護のモデル・チェンジとは「職務に対する意識の再構築」であり、医療従事者としての品格を身に付け、専門職としてのプライドとやりがいを持って働く、そういう自分を見つけることができる集団に成長するということを指しています。そこには、スタッフの可能性を引き出し、そして変化していく道のりを熱く支援し、それを継続していく根気が最大のキーワードとなります。結果として「知性ある気品と優雅さ」を兼ね備えた看護師たちが、互いを思いやり、相手の立場に立って行動し、患者や家族、さらには他部門からの信頼も厚く、チーム医療をリードするポジションで活躍できることが、看護部のモデル・チェンジのゴールと考えたのです。

腐敗した精神の救済

看護師にとって今まで慣れ親しんできた職場環境に厳しいメスが入ったことは、大いにストレスだったと思います。しかし私たちは、組織の中の一員であることを自覚できるか、ということから問い直していくことが必要でした。以前のような「人は人、自分は自分」、「自分の手柄は自分の物、他人の手柄も自分の物」と、イレギュラーズの身勝手で自己中心的な行動や発言が、当たり前に通用する職場風土は組織にはあり得ない、ということを教育するレベルの現状に、ストレス性胃潰瘍が顔を出しました。

最初に取り組んだことは、一人ひとりの看護師と十分な「面談」を繰り返し行うことでした。看護師の個々人が、この仕事をしていく上で根底にはどんなニーズがあり仕事観を持っているのか、またワーク・ライフ・バランスなどの生活スタイルにどのような価値観を持っているのかを探索し、理解した上で個別的な関わりを重点的に行わなければならないと考えました。

ゆったりとした時間と空間の設定に重点を置いた面談は、回数を増すごとに親近感が生まれていったと思います。お互いの考えや理想、悩みや心配事、不満や疑問、そして不安などを少しずつ明らかにしてくれました。多くの看護師は深い関わりを持つことで、素直で優しい素材を持つ人柄であること、そして決して集団ではなく個々にきちんと考えがあったこと、しかし自己表現ができない環境にあったこと、生活のために働いていることなどが理解できました。今こそホスピタリーマインド（相手の立場を理解し重んずる心）を醸成し、「健康な組織・働きやすい組織の基盤づくり」に力を注がなければならないと思ったのです。そして私にとって何よりも大きかったことは、面談をすることで理解者であり、協力者と成り得るパートナーに出会う兆しが見えたことにより、少しの安堵感を得られたことでした。人が集り定着して成果を上げていく魅力的な組織とは、「心の感動と人の変化」に大きく由来するものです。人が足りなければどこからでも探してきて入れればよいという事務的な人数合わせでは、形ばかりの組織が出来上がります。それは同時に、はかなく「泡」と消える要素をたくさん含んでいることを、肝に銘じなければなりません。愛情を持って部下を教育し、組織を発展させること、すなわち管理職は一人ひとりを手塩に掛けて一人前に育てるというマネジャーとしての技能とプロ意識を発揮し、踏ん張らなくてはならないのです。

面談により看護師との距離を縮めつつも、経験や年齢を重ねてきた既存の看護師に対する意識改革へのアプローチや現任教育の実施は、学生たちや新人看護師に看護の「イ・ロ・ハ」を教えることとは違った、妙に敷居の高さを感じたものです。それは本人が「そんな当たり前のことを今さら言われなくても……」と思っていたとすれば、実際には口にしなくてもストレスとなって胸の中に蓄積されているのではないかなどと、言葉の使い方一つにも神経を使い対応することが大切であると経験したからです。プライドを傷つけることなく意思の疎通を図るには、時には「押したり、引いたり」、「手を変え、品を変え」接しました。病院が求めている看護師像、帰属意識の生まれ方などは、私たち管理職の対応にかかっていることでもあるのです。

また、現場主義の私は講義や説教で理解を深めるより、実際に遭遇する場面を逃すことなく、一緒に喜んだり、一緒に泣いたりの毎日を根気よく楽しみました。時には師長にお願いして病棟会議（業務の効率を中心に業務改善の方向を話し合う職場会議のこと）などに参加させてもらい、議論に加わりした。また院内ラウンド中に遭遇するルール違反者は、現行犯逮捕で即刻「言い訳の調書」を取っていきました。一方的な注意に終わることなく、ルール違反に至った経緯を振り返り「その言い分を聞いてやる」、「言いたいことを全部言わせる」といった関わりが、お互いのコミュニケーションを深め、同時に違反者の反省をより強く促すことにつながったと思っています。

こんな小さな問題の取り組みが、時には大問題の解決への糸口を示唆してくれたこともありました。

4　組織は人なり

小さな問題を「やり過ごす」習慣

「改革の準備」において、大小の山積する問題を適当に「やり過ごす」という習慣は、絶対やめるべきです。身の回りの小さなことができない人が、大きな改革などできるはずがありません。問題だらけの日常に私自身も「気が抜けない」状況が続きますと、改革という大仕事においてパートナーや情報提供者の存在が恋しくなっていました。そんな孤独との戦いではありましたが、謙虚に粛々と続けていたおかげで、思わぬ成果をスタッフの中に見つけることができました。「いい加減」とか「適当」という言葉とは無縁の「こだわりの仕事」を展開する師長やスタッフが出現したときの喜びは、「自分満足の最高点」というほどのものでした。

理想論を唱えるより身近な問題を見逃さず答えを出していく、スタッフとの約束は必ず守る、示した期限は守る、などの私の教訓をもとに、基本姿勢を貫く有言実行の仕事ぶりに共感を示した職員も増え、息も合い問題を共有できるようになってきたのです。そんな様子を見て、正当な組織を築いていくことはそう遠い夢ではないと思えました。師長とともに取り組んだ病棟づくりのテーマは、一人ひとりのスタッフが少しでも職場の中で自己の存在価値と役割モデルについて理解し、納得した状態をつくり出すことでした。そして個々人が組織の中で最高のパフォーマンスを繰り広げるために、「人間関係と発展の仕方」を身に付けることができ、看護師同士が互いに支え合って「自己の利益」、「他人の利益」をチームとして有効活用できる仕組みづくりを目指すべきなのです。

しかし、一度染められた色はそう簡単には落ちません。真っ白な紙を自在の色に染めるようなわけにはいかず、途方に暮れことも度々ありました。3年間ほどはセクショナリズムとコンフリクトに苛《さいな》まれながら、無我夢中で邁進しました。1人では2人分の仕事はできませんが、2人なら3人、いや4人分の仕事も不可能ではないときがあることを実感しました。「組織は人材なり」という言葉の奥深さは、優秀な人の集まりではないということを痛感させられました。

トップの志と情熱が帰属意識を支える

病院はどんな理念を持ち、どんな運営をしていきたいのか、職員と共有したい考え方や価値観は何なのか、組織の一人よがりでは誰もついてくるはずがありません。何十人、何百人といる職員に組織が目指しているあるべき姿や成果など、全職員が共通理解するに至るまでには相当優れた工夫が必要です。例えば最近ではトップによる組織の理念や方針、目指すべき目標などについて演説があったり、広報誌に掲載されたり、額に入れて各部署に掲げられたり、それらを印刷した職員手帳を全職員に携帯させたりと、さまざまな形で言語化し、明文化されてきています。「働く側と雇用する側」とが一体となり、目的達成のために汗を流すことができれば「帰属意識」も高まり、仕事に対する創意工夫も桁外れの名案が飛び出す可能性も秘めているのです。帰属意識というと、一言でいえば組織を思う気持ちになりますが、では何を思い、どのようなことを考えて創意を凝らすのかというと、例えば「私の家」、「私の子ども」、「私の洋服」、「私の財布」などに抱く自分の本音となる感覚で置き換えてみます。「家は職場の繁栄」、「子どもは子育て、つまり人材育成」、「洋服は美しく清潔に、さらに賢く装う自分の主張」、「財布は節約の意識」というように、自分だったらという意識を持たせることで、どんな些細《ささい》な取り組みからでもその姿勢は示せるものあり、「自分は組織のために何ができるのか」を考えられる人材の育成となるのです。目的の達成とともに、仕事に対する価値観さえも変化することもあるのです。

組織人として病院の理念に興味を持ち、理解していくことは非常に大切です。なぜなら自分が身を置き、働いていく職場だからです。理念とはトップが考える「ミッション・ビジョン・バリュー」が記されているものですから、ミッションについては病院の使命を表すもので、この病院が何のために存在するのかが示されています。また、ビジョンは病院が「目指す姿・実現したい将来像」が示されます。つまり病院は職員とともに医療人としての使命を果たし、組織として一丸となって病院の目標を達成していこうという「価値観」がバリューといえます。トップはその内容を自ら実践して語り続けることが大切です。一方で職員はそれを十分に咀嚼し、理解を深めながら現場での課題に創造的にチャレンジし、医療人としてチームの一体的な成果達成に臨むことが求められているのです。

他力本願的な職場体質を改善するために、全ての看護師と繰り返し行ってきた面談は、業務改善にも有効でした。また、それ以上に医療現場の職員が感じている自分たちの仕事に関する未来の兆しや、志を収集できたことは現状をリアルに捉えていくことにもなり、意義のある作業であったと感じています。そのおかげでリセットしたこの看護部に「今までどおり受け継いでいくもの」、「捨ててしまわなければならないもの」、「新たに開拓すべきもの」をスタッフとともに考え、そして選択できたことは、看護師の意見を尊重して認め合う姿勢を明らかにすることにもつながりました。

もちろん職員たちの権利の主張も大切なことです。しかし個人や部署は、業績や成果に関心と責任を持ってこそ、はじめて給料につながることを認識すべきです。病院にとってまさかの不測の事態に「踏ん張る力も知恵もない」、「お金の蓄えもない」では、自分が働く職場としてあまりにも情けないと感じる「価値観」を共有できる仲間を増やしていきたいと願っているのです。

病院に期待するリーダーシップ

病院の理念、基本方針、病院目標はどこの病院にもあると思いますが、今まで病院側も職員側もこれを「共有化」し、組織として同じ目標に向かい「業を成し遂げる」という意識は、かなり薄かったように感じます。

病院理念など、額縁に入れられて院長室や会議室に飾られているものをよく見掛けますが、特段その内容を深く考えたこともないし、説明を受けたこともないというのが職員の話です。

最近では第三者機関の病院機能評価受審が活発となり、病院の理念、基本方針、中長期目標等を明文化したものを職員が理解し、一丸となって病院組織運営および医療サービスの質の向上を目指すということが強く求められています。そのため、病院トップはきちんと病院の理念等を明文化して、全職員に周知するためのさまざまな取り組みを展開するようになりました。さらに、その上で示された目標をどのように組織として行動し、達成していくのかという視点から、「目標管理」や「ＩＳＯ」などを導入するところも増えてきました。そういった施設では、職員一人ひとりが組織理念や目標に対する認知レベルが非常に高く、組織が期待する成果に対して敏感に反応できる、一般企業並みの成果責任体制を整えているところも多くなってきました。

これは病院理念、病院目標を十分に理解し、現状分析を行いつつゴールを目指すというものです。現状に山積する問題を全てテーブルの上に載せてみんなで共有する、そして問題の優先順位を決定する、さらにその問題をクリアするための自部署の課題を明確化し、その課題に対するゴールはこうであるという期待値を明確に共有して、一つひとつの解決策を具体的に講ずるといった内容です。

その際、ＧＬＯＷモデルを活用して「いつ、誰が、何を、どのように、どうする」といった、具体的な行動計画をフォーマット上に明文化することで、経過を自分で管理していくという自己管理システムを運用しているのです。これにより部門や部署、そして個人の目標やそこから生まれる成果が病院に反映されていることを職員が自ら実感し、「やりがい」につながるような仕組みを組織が率先して導入していくべきなのです。

しかし、病院職員は専門職集団であり、お金と交換に物を売ったり、つくったりというものではありません。それゆえ、数値ばかりを物差しに評価されては、たまりません。また、成果は個人の成績といえるものばかりではありません。むしろチームとしての共同活動であることをどのように評価していくのかという反論も多く、そして成果を上げたとしても処遇や待遇を決めることが難しいという人がいることも否定できません。確かにそのような意見も一理あると思うのですが、それ以前に専門職という資格社会で、「できないことは、どうすればできるようになるか」と主体的に頭で考えて行動し、腰を据えて仕事をしている集団といえるのかは、疑問の残る部分が多いと感じます。人手不足をいいことに「要求すれば通る」、「そんなことは上の人間が考えること」、「ダメなら辞めればよい」、「どこに行っても使ってもらえる」といった、高をくくった姿勢が帰属意識の欠如を生んでいたことも、事実といえるでしょう。

企業マン・ウーマンの仕事にチャレンジする姿勢は、そういった意味では責任感、競争心、持久力などの点からいえば頭が下がります。それに比べ私たち資格者集団は、まだまだ資格の上にあぐらをかいているというイメージが払拭できないように思います。病院リーダーはこれを組織的問題として捉え、有資格者たちの意識改革のためのスイッチを押さなければならないのです。

「昼行灯」のような管理職

大病院などの病院組織は、大半は典型的な職能別、階層別組織の形をとっています。専門的な職種別の組織編成でタテにライン化され、指示命令系統も明確化されていて、分かりやすい階層型となっており、それぞれの専門集団は後輩を教える、先輩に学ぶことで互いがスキルアップしていけるように組織化されています。そんな歴史を「意識する、しない」は別として、自動的にＯＪＴを行っているということになるわけです。これらを指揮する指示命令系統や管理職の権限と責任の明確化は、組織を構築するには重要なポイントの一つといえます。

指示命令系統が整然と機能するための基盤は「病院組織図」にあるわけですから、単なるお飾りになってしまってはいけません。現状に矛盾することなく整備される必要があり、トップは現実的運営をきちんと考えた上で、組織が円滑に機能し、活動しやすく編成しなければならない大きな責任があると痛感しています。そして意図的かつ効果的に機能しているかどうか、常にその現状を知り、自ら定期的な組織点検を実行していくことも大切で、「お任せ管理体質」は発展途上にある組織にはあり得ないことといえます（これは大変失礼ながら、病院経営のトップである方々への切なるお願いの一つです）。

また、「組織は人財なり」というのは一般職のみを指しているわけではなく、当然のこと既存の管理職自身も「人財」と認められる人物かどうかということも重要なチェックが入るべきで、マンネリの染み込んだ「昼行灯」のような方は、机に座っていてもらっても迷惑なのです。

日々の理想や想いは膨らむばかりでしたが、人が成長していくための職場環境（土台）が整っていない、組織改革への協力者が指折り数えるほどしかいないなど、「ないものねだり」をしていても始まらないと、気持ちを切り替えることにしました。

病院組織全体の組織図見直しの問題は少し横に置き、せめて看護部のタテ型組織の適正な運営体制だけは早急に整備しなければならないと心を強く持ち、チャンスを逃すことなく諦めずに上層部への働き掛けを続けてきました。3カ月後、ようやく「看護部長に任せます！」というお言葉をいただき、「第一段階クリア」と晴れ晴れとした気分で、わが交渉の成功を一人で祝いました。常にポジティブな発想を持ち、「絶望感」に浸らず仕事をすることは、何かどこかに「良いこと」があるものです。

汚染された「5時まで職人」

それからしばらくしてのこと、看護部の成果を有頂天になって喜んでいられる場合ではなくなりました。看護の日常にも影響を及ぼす、この上ない大きな問題が浮上していたのです。それは、看護部ばかりではなく、職員全体が仕事に対する「やる気」を全く感じられない言動や態度・対応の様子など、あらゆる場面に無責任体質がうかがわれ、腹立たしささえ感じるまさかの大問題でした。看護部のピンチで無我夢中だった私は、他部署のことどころではなく、ここまで切実に感じ取ったことはなかったのですが、職員は再起不能かと思えるほどとても重症でした。心に余裕が出てくると、いろいろなものが見えてくるものだと思いました。

さて、その実態とは、救急病院ではないにせよ、仕事の質向上には自己研鑽やカンファレンスは欠かせないことだと考えますが、「その日暮らしの5時まで職人」が群れを成していることに気付き、組織の危機的状況であると緊張が走りました。極端にいえば「給料泥棒集団」といっても過言ではないほどの堕落ぶりで、帰属意識どころか他力本願で、マンネリ風土は深刻化していました。強気な看護師が「どこへ行っても働けます」、と売り手市場を武器に自己中心的発言・行動で病院をわが者顔で歩く、そんな「渡り鳥看護師」はどこの病院でも事件を起こしているという話しは珍しくもありませんが、就職困難といわれている一般事務から一部のコ・メディカルまでが、まるで何かに取りつかれたように自分の職場を誹謗中傷し、「生気を感じない」不気味さを漂わせながら現場を覆い包んでいたのです。なぜ、こんなふうになってしまったのだろうというのが大きな疑問でした。必ず原因があるはずですが、他部署のことで状況も情報も入らず、対処のしようがないというのが現実でした。

しかし、他部署のテンションが落ちていると、一番迷惑するのは患者であり看護部です。密接かつ詳細な連携を取りながら、患者満足につながる仕事を目指す中で、「本日の勤務時間は終わりましたので明日にしてください」、「今お昼休みですから……後で！」では、笑い話にもならないというものです。この事態は看護部のハリケーン事件（変化を嫌った看護師たちの大量離職事件）と同レベルの醜態であり、医療従事者失格の事態と受け止めなければなりません。

「他部署ですから」などと遠慮している場合ではありませんでしたが、組織とは部門があり管理領域は看護部・診療部・診療協力部・事務部に分かれている以上、余計な口出しは「御法度」と敬遠されるものです。しかし部門長自身が「5時まで職人」に汚染されていた場合、さてどうするかということになるのですが、そんな状態では看護部が無害であるはずがありませんから、当然のことながら、ここでも看護部長の出番ということになるのです。

縦組織と横断的プロジェクト

この危機的状況への対策は、組織横断的な活動を活性化する「プロジェクト」の立ち上げが有効なのではないかと考え、企画を立案しました。本来なら理念や方針についても、通常のタテ組織のシステムにおいては指示命令も伝達しやすく、行うべきことが明確に指示されることによって強力に機能します。しかし、それをあえてせずプロジェクトを編成するわけは、1つはそれぞれの部署が医療従事者として互いに関わり合い、情報を共有化することによって迅速にチーム医療の成果を出さなければならないこと、2つ目はタテ組織に直結しないプロジェクトリーダーを設置できること。すなわち、リーダーは提案や議論をチームによる活動として推し進めることができ、「何をどのように進めれば目的が達成できるのか」ということを部署に関係なく自由に議論し、決定できるからです。

もちろん、このプロジェクトリーダーは看護部長である私が、率先して務めました。このような中で職種間の利害関係が衝突することもあるのですが、そこが面白いところで、それぞれの部署の価値感を知ることにもつながるのです。この仕事は、私にとってまたとないチャンスだと思いました。プロジェクトは求心力さえ失わなければ崩壊することもなく、それなりに目的に沿った成果を上げられるということを経験させることは、とても重要なことでした。ふがいない「5時まで職人」をどうにか救済しなければなりませんでしたから、真剣そのものでした。ここでのポイントは、プロジェクトというからには人選すべき管理職・スタッフの人材の確保が重要なキーワードとなります。この作業の基本は、「仕事を楽しむ」という価値観が一致している人物を発掘し、勢ぞろいさせることが成功のカギとなります（私の場合の話ですが）。

さらに、何かに取りつかれた救いようのない「5時まで職人」の職員および管理職が立ち直るチャンスを一度だけ与えるために、このプロジェクトは編成されました。結局、組織を去っていった問題職員は数人でした。その他の職員には、職場や組織内での専門職にしかできない役割を再確認してもらい、仕事を仕事と捉える厳しさを促しました。組織は期待に応えてもらうための環境づくりを前向きに行い、プロジェクトが支援していくことで、立派な成果を証明した職員もいました。

勉強も仕事も同じで、「やれやれ」といくら言っても周囲に遊ぶ友人や環境、誘惑がそろえば自然に朱に染まるものです。逆にみんなが勉強する体質のクラスにいれば、自然と勉強をする子どもになるのではないでしょうか。親が有名進学校に子どもを入れたいと思うのは、自然体で学べる環境を用意し、遊びたいというストレスに陥りにくくしたいということを考えた一つの方略なのではないかと推測します。私自身は子どもにそこまでしてやった経験はないのですが……。

働く大人にとっても、職場の体質・環境・風土はとても重要なものといえるのです。「みんなでやれば怖くない」という集団的行為は、看護部にはよくある、代表的な無責任行動の一つでもありますが、どんなに正しても隙があれば顔を出します。日頃から意図的な関わりと用心が必要なのです。良好な職場体質のルーツは、「躾」から始まるのではないでしょうか。

「パレードの法則」に救われて

プロジェクトは医療に関わるさまざまな立場の各職種が集まり、特定の目的達成を使命として活動をスタートさせ、主体的な活動を展開し、専門職並びに医療事務職、一般事務職の本来の役割に対しプライドをかけて期待に応えようという姿勢で動き出したことは、期待以上の成果でした。とはいっても、このメンバーは総職員数の1％にも満たない人たちですし、刈っても、刈っても伸びる雑草のように打たれ強い問題職員への対応は、今も根比べです。

このプロジェクトは2年半にわたり活動しましたが、私にとっては、やっと信頼して心を許せる仲間ができたという喜びは、何よりの達成感でした。

時には雇われ人としての「本音と建て前」を使い分けることすらできない偏屈者にも難儀しましたが「組織にはパレード（2対6対2）の法則が、どこにでも存在するもの」という話を聞いて、少し肩の荷を軽くしたものです。

プロジェクトのテーマ「組織人の自覚を持ち、自分の仕事にやりがいを持つ」を明確に示し、目的・達成目標を常に共通認識しながら問題解決につなげてきました。

プロジェクトも体力の使い方を徐々に考えるようになり、組織改革に熱心な2割の職員と、どちらにも転ぶ可能性のある6割の職員に対して前向きな進化を期待し、重点的なアプローチをしていくことにしました。また、残りの2割の反発者に、貴重な時間をどのくらい割くか吟味することが重要であると悟りました。ときには切り捨てる勇気も大切であることを学んだのです。

プロジェクトのライフサイクル表（立ち上げ→計画→実行→コントロール→完了）の段取りで進めてきましたが、教訓となったことは、チーム内のコミュニケーションの充実により、報告・連絡・相談が活性化を生み、妙な誤解を生むこともなく安定した取り組みによる成果達成が見込まれるということです。コミュニケーション不足は、内側から崩壊につながる危険性も持っています。プロジェクトリーダーは、スタッフの創造的で活発な提案をオープンに「情報交換」できるよう、大いに支援していく任務があるのです。

民間病院の看護管理の現状と背景は、多くを語らなければ理解してもらえないことばかりだと実感しています。組織論を学び、実践に活かしてみようと考えても障害物は多岐にわたり、なかなか本論までたどり着けないのが現状です。従って精神力と体力は管理の基本となり、「諦めない自分マネジメント」が最も重要なカギといえるでしょう。

第2章

「自分流」
看護管理の礎
―いしずえ―

1　私を支えたノウハウ

自分らしいキャリア転機

私の看護管理者の概念は、第1に大勢の人々が働く看護の現場を熟知し、患者はもとより医師、同僚から頼られる「できる看護師」でなければならないということ、第2に常に学び、未来を創造する仕掛け人でなければならないこと、第3にどんなときも看護職の最後の砦でいられる看護師であるということです。その上で組織運営にキレのある主体的な参画をするということです。21年前、私は家庭の事情により11年間勤めた、当時でいう国立病院から地域の民間病院に転職することになり、いきなり管理職のポストが用意されました。それはおそらく、私の職歴が看護学校を付属し、教育体制と機能を持っていた国立病院に勤務していた中堅看護師であったという背景もあり、小さな民間病院では都合の良い管理職候補となったのでしょう。

一般的には管理職のポストをいただくことは名誉なことです。言い換えれば出世するということですから、はじめは後先考えず素直に喜び舞い上がり、新しい仕事へのチャレンジに、モチベーションは一気に上昇しました。しかし、よく考えれば管理教育を受けてきたわけでもなく、看護師として特別な功績があるわけでもない私に用意されたポストは、私への評価ではなく大病院の肩書がそうさせていたわけで、舞い上がっている場合ではないと思い直しました。

そんな私がどうして現在に至っているのか。それは「説得に負けた」という単純なことなのです。昔から私には、勧誘や頼まれごとはなかなか断れないという弱点がありました。そのような私を友人は「普段のあなたからは想像ができない」、「いつものようにはっきり言えばいいのに」、「お人好しだね」と、あきれられていたほどです。この性格はこんな大事な場面でも変わることはなかったのです。「ブタもおだてりゃ木に登るってとこだね」という悪友のコメントに、言葉もありませんでした。私の人生の転機は、「おだてられて」やってきたのです。

そうは言っても、心のどこかに今までの仕事に物足りなさを感じていたのだと思います。挑戦しなければ失敗もしない、そういう生き方もありますが、私の場合、細かいことをグチグチ考えない性格です。この際、ここまできたら成功体験が得られなかったとしても、取り組んだ経験は良い人生どこかで役に立つだろうし、人として成長できるはずだと思い、大きなチャレンジを決意したのです。

行動しながら学んできた「自分流の看護管理」は、崇高なロマンを語れるようなものではありません。絶望と希望を繰り返しながら今日までまい進してきましたが、人生の折り返し地点を過ぎても仕事に生きがいを感じていられるのは、巡り合わせという運命を大胆にも受け入れた、怖いもの知らずのこの生まれ持った性格のおかげだと思っています。いつのときも与えられた仕事を少しでも人に喜んでもらうために最善を尽くす、それが「他人に認められる喜び」として私自身に戻ってくる。このサイクルが私の看護管理実践の生命線となり、人として最高の褒美を授かったという気持ちになり、その気持がいつも後押ししてくれているのです。

「たたき上げ」を強みに変えるスキル

ノンキャリアである私自身は准看護師からのスタートで、勤労学生として看護師資格を取得しました。学問より臨床経験で培った、いわば「たたき上げ看護師」でしたから、管理も理論も十分でないことに対して常に不安がつきまとっていました。しかし、今さらそんなことを言っても始まらない、今から学問を積むしかないと焦る気持ちに折り合いをつけ、一歩を踏み出しました。

悩み事にらちがあかない時間を費やすより、とにかく行動を起こすことにしました。行動しながら企画を練って修正をしていく、どうせ取り組みの過程には新たな問題が発生するのが常であり、走りながら修正しても何ら問題はないということを発見しました。計画案や企画書ができないのでちょっと待ってなど、時代に合わないと思うのです。理論も計画も大事ですが、「仕事はインスピレーション」、「時間の有効活用も管理のうち」、これが私のモットーです。報告がなければ自分で情報を取りに行く、自ら問題の渦中に飛び込み自分で真相に近づく、まるで事件現場の所轄刑事のようです。汗だくで働きながらこうした毎日を送ることで、看護管理者として問題解決のためのノウハウを現場から収穫でき、それを詰め込んでたくさんの引き出しをつくることができるのです。看護管理者である自覚と責任感さえ失わなければ、適材適所の業務分担をして問題の適切かつ早期解決につながる方法を取る、それが「自分流の看護管理」です。

「そんなことをしていたら部下はちっとも育たない」と友人に言われたことがありますが、私は部下に育てられていると思うのです。そういった流れの中で、看護部長が何らかの役割を担っていることは当たり前です。指揮官として報告を待っているのも仕事ですが、所轄刑事になることも大いに歓迎すべきだと考えているのです。部下を信用しないのでもなく、出しゃばっているのでもなく、そういったスタンスや用意がいつでもできていることを、普段からスタッフに意識させる必要があると考えている、それがノンキャリアである私のやり方なのです。

こうしたやり方が日常のチームワークを乱したり、個々のモチベーションを低下させたり、キャリアアップに支障を来さないように、スタッフ一人ひとりが負っている専門職としての任務や、責任ある意見を埋没させない配慮はしています。それ以上に個々に対するショートコーチングは私の得意とするところなので、臨床を通じて個別指導ができる絶好のチャンスを看護管理に連動させてきました。まるで庶民の暮らしを見回り、世直しに旅をする水戸黄門のようです。

民間病院ではスタッフはもとより、師長や看護部長までがその職責を担いながら何でも屋のように動く人が重宝され、付加価値の高い人と賞賛される風潮が残っています。しかし、それでは世間に通用する看護師は育てられませんし、私のしている所轄刑事、水戸黄門はこれとは異なるのです。

組織の要請に知恵と経験をフル回転させ、職員全員の総力を挙げて目的の成果を出す。また、問題の素早い解決を自他共に認め合いながら仕事をする、そのためには看護師としての自覚を強く持ち、力を付ける必要があったのです。組織が本来必要とする付加価値の高い管理職と看護師とは、専門職として患者のために観察して判断し、巧みな技で患者を救うことのできる看護師であるべきなのです。このような体質に改革するためには、看護管理者としての経営力、洞察力、交渉力、説得力を獲得して病院トップに進言でき、結果が出せなければいけません。看護管理者には、適正な管理教育と訓練を受けてきたエリート管理職と、現場のたたき上げ管理職という、互いに経験値の違う管理者が存在しています。キャリアとノンキャリアの相違点は看護管理にどのような影響を与えるのか、今の私に断言できるものはありません。しかし、キャリアだろうがノンキャリアだろうが、プロセスは異なっても成果を出してこそ管理者だと思うのです。

ある大学の講義で「管理職は管理を、研究者は研究を、現場は現場に任せなさい。私たちはそのために学んでいる。現場に出ている暇はないのよ」と、講師の方が言っていましたが、それには少し疑問が残りました。確かに管理や研究などの専門分野は、看護の将来を改革する重要なカギとなる分野であることは間違いありません。講師は「現場は現場に任せなさい」と発言し、それは現場を信頼し、尊重をしているかのようにも聞こえましたが、実は「私たちは現場に出ている暇はないのよ」というくだりにこそ真意があり、頭でっかちの理想論主義が見え隠れしていると感じました。研究者も管理者も、臨床の現場を報告だけでコントロールしようという官僚体質はいかがなものでしょうか。「知っているつもり」に落とし穴があるのです。

理想論で勤めていける小規模病院なんて、全国にいったいどのくらい存在しているのでしょうか。そこで働く看護管理者の経験が語る問題提起こそが、日本の医療改革にも反映すべき現場の声なのです。看護現場の将来を思う気持ちは、キャリア組もノンキャリア組も同じです。末端の看護に足を運びこの目で見届ける、理論的看護論を知るために学問を積み上げて理解する、それが多様化する医療環境の変化に太刀打ちする看護管理の原点だと思うのです。

自分流のキャリアアップ対策

効果的な病院経営に参画するための看護経営学や、人材育成の基本となる教育に関して看護管理理論を学ぶ必要があることは、看護管理者として絶対的な要件です。気持ちの中に学歴コンプレックスを抱えていた私は、自分が学んだことのない知識を一日も早く習得したい、焦りさえ感じていました。このような学問に対する求道心が、私のどこから出てくるのか不思議なくらいでした。管理を学んでいないことで恥をかく場面もたくさんありましたし、悔いを残したことも数えきれませんでした。だからこそ、その悔しさがバネになり、その思いが大きく膨らんだのだと思います。切羽詰まったギリギリの状況に自分を追い込んでいくことも、時には必要なのだと身をもって実感しました。

当時は地方から学問習得のために頻回に上京していました。まるで「出稼ぎ」に行っているような感じです。無我夢中でしたから、当時は苦痛一つ感じませんでしたが、今、同じことができるかと問われたら、当時のような無鉄砲さは卒業したといえるでしょう。

ちなみに、友人のお母さんはすでに82歳になりますが、日常英会話を始めました。お会いして話をすると、やっと覚えた英会話を連発してきます。その一風変わったイントネーションが周囲に笑顔を巻き起こし、ご本人もその反応が楽しいと言うのです。海外旅行や外国人との会話のためではなく、楽しみ方はいろいろだと思いました。

話は戻りますが、研修参加によるキャリアアップ対策には、一つの仕掛けを用意して臨みました。私も一応は普通の主婦なので、家計のやりくりは重要な任務です。研修は費用も掛かっていますから無駄にはできないという気持ちもあり、「自分流のルール」を決めました。それは「1研修1つの質問」をしようというものです。時には的外れの質問をして赤面することもありましたが、「恥はかき捨て」と開き直り、物おじせずに実行してきました。このルールの目的はただ受け身で聴講するのではなく、参加した印象を深く胸に刻むことと、質問をしなければならないノルマにより講義内容を聞き逃さないということ、それだけではなく、話を多角的に捉え想像しながら聴講することが必然にできるのです。講師の話に自分の周辺の現実の場面を代入してみると、必ず1つや2つの疑問が出てきます。こちらの勝手な「Q」に対して講師がおまけをつけて返してくれる「A」が何より得をした気分になり、研修を完結させるという「自分流のスキルアップ法」を7~8年間くらいは続けてきたと思います。

看護管理を学ぶ手段はたくさんありましたが、教育支援に対する理解を組織からなかなか得ることができず、全てが個人に丸投げ状態でした。人材育成に先行投資することは価値があると言いながらも、人手の問題、予算の問題などを理由に後回しにするのは民間病院らしい考え方でもあり、当時は特別なことではありませんでした。管理者教育を受ける機会が持てなかった私は、想像以上に苦労の日々が続きました。「ここは職業訓練所ではない」と遠回しに言われているようで、ファースト、セカンド、サードレベルなどの長期研修会への参加は皆無、管理職たるもの「仕事上の課題は当たり前、克服するための挑戦も当たり前」という経営者の言葉は、どれだけ多くの意味を含んでいたのかよく分かりませんでした。私なりの言い分もありましたが、「当たって砕けろ」と自力で解決策を見いだすしかないと決めました。それにしても前職とのあまりにも違う教育観に、「大変なところに来てしまった」という思いがあったことも事実でした。しかし、振り返ってみると、お給料をいただいて仕事をするというのはこういうことなのだと、あらためて再認識できたように思います。今まで大きな組織で、いかに甘やかされていたのか身に染みました。

人の影に隠れてやりたい仕事は頑張り、不得意な仕事にはこっそり存在を隠したりしてきたにもかかわらず、部署のために頑張っていると自負していた自分が恥ずかしくなりました。バリバリの中堅看護師とささやかれながら、実は都合の悪いときは傍観者的な立場で意見も言えない「ただの怠け者」だったことを、この職に就いて思い知らされました。

時間を支配できること

性能の良い仕事をするための手掛かりをつかむセミナーは、自らが時間と費用を捻出して受講した財産です。

質の高いセミナーは参加費も高額ですが、それでも受講することです。人に物を教わることは、実に効率的で新鮮な気分になるものです。書籍から学ぶことも多くありますが、一読するたびにさらに関連資料を集めて文献を読みあさり、頭の中が酸素不足になってしまい、私にとってエネルギー消耗はかなりのものです。疲労したわりにたいした成果を上げられなかったときの不快感は、損した感覚以外の何物でもありませんでした。

では、何を損したと感じたのかといえば、それに費やした時間です。使える時間を有効に確保することが仕事の成功、家庭円満の秘訣と確信している私には、時間の使い方、つくり方は常に意図的であり最優先する課題で、時間効率はお金に代え難い重要な課題でした。質の高いセミナーはそういったストレスを受けにくいということが私の実感です。

参加費も交通費も宿泊費も自費で、休みを取っていくことがほとんどでしたが、いつか必ず職員教育に対する支援体制を認めていただくという「看護部長としての目標」を胸に刻みながら、自己研鑽をしていました。ある年など、研修受講費用の総額が137万円と学校に行けるほどの金額になってしまったこともあります。当時は少し家計に影響を及ぼしましたが、研修は満足のいくものでした。この満足感を味わえた最大の理由は、目的に合った研修を間違えずに選んだこと、質の高い講師に巡り合ったこと、そして何より使った時間が有意義だったと思えたことでした。明日への仕事や、子育てに対するやる気につながっていったことを、今でもしっかり記憶しています。ですから、掛けた費用分はしっかり回収できていたということなのです。

子育てと介護老人を抱えていた私にとって、時間は最も大事な道具でした。「時間はお金を出してでも買おう」と言った人がいますが、共感できます。ちなみに私の朝の時間は、起床してから5分単位でやることが決まっています。私にとって通勤ラッシュは非常にストレスで、精神的によくありません。毎日のことであれば、渋滞に巻き込まれてもそれなりに車中での拘束時間を有意義にと考える方もいると思うのですが、私には向いていないようです。ですから出勤時は1カ月7千5百円を支払い高速道路通勤にしています。これで朝の渋滞ストレスは回避でき、25分間の時間を無駄にせず、何といっても精神的なイライラ感を持たなくて済むことが最高です。そのための7千5百円の出費は、十分な価値を生んでいると思います。そして帰宅時は一般道をゆっくり走って、勝手な想いを馳せながら家路に就くのです。これはささやかな至福のときです。

「高速道路通勤ですか？　そんなに遠くないのにぜいたくな！」と言われたことがありますが、時間貧乏を改善してくれるなら、決してぜいたくではないのです。ちなみに、前職の退職理由は、この「時間がつくれない」と悟ったことが動機だったのですが、時間は誰もが常に平等に与えられており、使い方次第で価値は生まれるという学びをして、今ではこれまでにない自分試しです。しかし、人間やればできるものだと、自分自身でもつくづく感心しています。

いろいろな方法で挑戦してきた管理術も、徐々に自分が求めている質に近づいてきました。しかし順序立てて学んできたわけではないので、断片的な学びを点から線へとつなぎ合わせるのに、およそ10年が費やされました。

しかし、まともな管理職に成長するために使った10年は、ただ時間に振り回されるのではなく、私自身が時間を支配してきたことで、頭の中も心の中も「ゆとり」という空間を常に存在させることができる、自分マネジメントが確立したと感じています。

モノマネ上手の極意

時間を効率良く使うためには「人の力を借りること」が必要になります。

私の場合よくあることは、新商品の電気機器や携帯電話などを使用するときは、ほとんどと言ってよいほど取り扱い説明書は読みません。もちろん読まなくても理解できるからではなく、読んでも理解しづらく、結局また別の人に確認していることが多いからなのです。慣れない専門用語に疲れるし、文字は小さいし、理解するのに時間がかかり過ぎて「こんなことに時間を取られている間にこれができたのに」という思いを再三繰り返しているうちに、時給単価の高い私が、与えられた仕事に対して成果を出せないとなると組織の損失ではないか、と思うようになりました。人に頼んだり、やってもらったりすることは好きではありませんでしたが、私がしている仕事、私ができる仕事、私でなければできない仕事のために時間をかける、それが効率化につながると考えを変えたのです。もっとも、私に物を尋ねられた人は、自分の仕事を中断され余分な時間を使ったと迷惑しているかもしれません。しかし、この迷惑を迷惑と感じることなく快く受け入れている、そういう職場のムードは仕事の効率を大きくアップさせます。このムードづくりとは慣れ合いでもなくゴマすりでもない、同僚と上司、他部署とのチームワークを軸とする協調の職場風土をつくっていくことなのです。

人事考課基準の中に「飛び込み仕事を快く処理できているか」、「組織の中の自己の立場を理解して仕事の処理ができたか」、「他人の仕事でも自発的に手伝ったか」、そんな項目がありましたが、「評価が落ちるから手伝った」、「上司の頼みだから仕方なく手伝った」では、いかにも楽しくない職場だと思うのです。

「人に力を貸してもらえる」人間関係をつくっていくには、もっぱら借りるだけでは申し訳ないというものです。これをきっかけにお互い持ちつ持たれつの間柄になることが、お互いの仕事の成果を上げやすくしていきます。上司と部下の一線を越えて、相手の考えやアイデアを知ることができると、仕事の幅が広がったり失敗を予測して回避できたりしますから、とても効率的な仕事になり、楽しくなってくるのです。時には相手のアイデアを拝借したりすると、組織は刺激し合い、良い方向に活性化していきます。

人の考え方やアイデアを拝借することも、ルールを守って行えば時間を有効に使うための効果的な手段であると思っています。アイデアというのは、何も画期的なものでなくてよいのです。人さまの時間を拝借して自分の時間を有効に活用する、そして、要領良く自分の仕事を開花させることができれば、むしろ誰もが積極的にそうすべきなのではないかとさえ思います。そもそも人が考えつくものは、みんな誰かの発想をもとに時代に合わせて再生されていくものなのですから。

私は職場内ばかりではなく、外部のセミナーや雑誌等で「目から鱗」状態に陥った感動秘話をありがたくマネさせてもらって、院内の人材育成プログラムや集団行動訓練、委員会活動など、多くの分野で活用させてもらっています。「モノマネなんてどうかと思う」という人もいると思いますが、私にとってモノマネの真意は、プロセスはモノマネでも自分なりの工夫を加え、オリジナリティーを出した手法を可視化し、形に残すことにあります。

取り組みのプロセスにひらめきを創造し、形にしていくことにどれだけスタッフや周囲の関心を集め、興味を持たせることができるか、そしてどれだけの協力者をつくることができたかを部下と共に感じ合うことが、モノマネ上手の極意です。お互い自分のアイデアに固執せず、他者の意見はいつもウエルカムという気持ちが大切であり、アイデアの拝借は相手にそれ以上の結果をフィードバックすることが礼儀だと思っています。ですから議論のテーブルには活気がみなぎり、職場全体が活気にあふれ躍動する組織へと進化することが「礼を尽くす」ことであり、その上で、できれば他者への発信もしていけると、一種のナレッジマネジメントにつながるのではないかと思うのです。そういう志を持ち続けて、今後も「モノマネ大好き人間」を肯定し続けたいと思っているのです。

仕事はインスピレーション

組織づくりに携わる上で、このインスピレーション感度は非常に大切なものだと思います。管理者は何かを決断し、実行の指揮を執ることが仕事です。この決断というのは「進めるか、やめるか」が最初の大きな選択です。「失敗したらどうする」という気持ちは誰にでもあると思います。だから「よく考える」という一時停止状態をつくってしまうのです。

しかしこのアイドリングは、不思議といつもチャレンジ意欲を低下させ、気付いてみると安全域にとどまり、たいした成果も出せず、人を感動させることもできず、思惑とは異なる納得のいかない結末を迎えることになる、そういう経験を私は何度となく繰り返してきました。

「よく考える」というのは、本当によく考えているのかと自問自答すると、物事を決断できない自分の大義名分にしているのかもしれないと思ったとき、悩んだふりをしている自分が滑稽に思えました。ダラダラと時間をかけて臨んでも、石橋を叩くように臨んでも「やっぱりこうすれば違ったのではないか」というような後悔はあるものです。じっくり考えず瞬間的に感じる感覚を意識して仕事を進めていくと、自分が経験不足であればあるほど緊張は高まるもので、取り組む姿勢としては予断を許さない危機感が生まれ、「このピンチをどう切り抜けるか」という状況に陥ると、不思議とインスピレーションが湧くことが私には多かったように思います。

インスピレーションはメンタルでもあり、フィジカルでもあると思っています。ですから、頭の中が冴えている状態でなければならないのです。頭の中を冴えた状態にするには、自分自身が心も体も健康でなければなりません。そこで自分コントロールができるようになるために、ヤルフマネジメントを学ぶ必要がありました。例えば「なぜ、みんな理解してくれないのだろう」と、くよくよ悩み自分を責め続ける、そういう考え方を改め、自分の気持ちに決着をつけることにしました。

決着というのは、組織論「パレードの法則」による、10人のうち2人は物事のリーダーシップが取れる理解者、6人はナビゲーション次第で協力者になるかもしれないし、他力本願な昼行燈を装い続ける無関心者になってしまうかもしれない人たち、そして残りの2人は絶望的な抵抗勢力者。この抵抗勢力の2人をどうにか改心させなければとこだわっていくことが、組織として先に進む上で非効率であるとするならば、「思い切る、諦める」という判断も時には必要であり、人を切って効率的な管理につなげるという心の決着をつけたのです。この気持ちの切り替えができるようになったことで頭の中は軽くなり、重圧から解放されるようになりました。特に人間関係はメンタルなしがらみも判断を鈍らせるものです。そうでもしないと看護部のトップを預かりながら健全な仕事はできないと悟りました。

しかしこの発想の転換ができたときから、不思議なことに抵抗勢力は衰え出しました。私自身も精神的にも肉体的にも健康を取り戻し、毎日のように問題は起きますが、冴えた頭で対策に取り組んでいます。

もう一つ、私のインスピレーションの感度を上げたものは、「失敗を恐れない!」、「臆病にならない」と助言してくれた、看護界の内外を問わない先輩たちの言葉でした。多くのナラティブに引き寄せられ、創造的看護管理を展開していく楽しさを教わりました。学問を通じて多くの人脈を広げることができたことは、私にはこの上ない名誉であり、生涯の財産となったのです。

インスピレーションを授かることができると、人への影響力は変化していくというのが実感です。周りの人間に対して効果的にモチベーションを与えることができるのです。

例えば、さまざまな場面でのスピーチやプレゼンテーションで「あっ!」と気付きを与えるパフォーマーになったり、時には感動を呼び起こすこともあったりします。そういった繰り返しの中でひらめきの感度を磨いていくのです。そして私という個人ブランドを確立し、支援者や協力者をより増やしていくこと、それも「自分流」の看護管理術なのです。

看護部長としての人生修行

看護部長になりたてのころ、「そんなところで勉強している暇があるのですか」と院長に言われたことがあります。もちろん院長は勉強の大切さを否定するような人ではありません。「看護は勉強も大事だが、それよりも実践、苦しんでいる患者さん、不安を抱えている患者さんをとおして看護や看護管理は行われていくものです」という言葉が鋭く突き刺さりました。このとき院長が長い医師人生において、医師としてだけではなく「人」として多くの問題解決を図ってきたのだろうと感じました。「経験に勝る勉強はない」と院長は言いたかったのだと思います。厳しい言葉の裏に温かい教えがあり、こんな上司に出会えて自分は道を間違えずに済んだと感謝しました。部下は上司を選べないとよくいわれますが、良い上司に巡り合うか合わないかは「運」としか言いようがありません。私は運の良いスタートを切った幸せ者でした。

この院長とのエピソードは他にもたくさんあり、泣いたり笑ったりの人生修業のようなものでした。中でも学歴コンプレックスを捨てきれないでいた私にとって、衝撃の自分改革につながる出会いがありました。

院長はとても人間力の高い人でした。いろいろな物や出来事に感動、感激を惜しみなく表現する人でした。そのような方でしたから、患者さん以外にも多くの人々が吸い寄せられるようにいつも集まっていました（イベントめいたことがお好きということも手伝ってのことか……）。職員はもちろん、院外の同僚や後輩医師、昔の同僚看護師（当時はすでに看護部長）、救急隊員、警察官、ホテルコンシェルジュ、弁護士、設計士、大工、左官屋、理髪業、釣り具屋、政治家、葬儀屋、会社員、お寿司屋、そば屋、うなぎ屋、焼き肉屋、花屋、おまけに雀荘の店主など、とにかく友達の多い人、そしてまめによく付き合う人、それも楽しんで付き合う人でした。たまには疲れて会いたくないときもあるのではないかと心配するほどでした。院長という立場ですから「このような人々と多少の付き合いがあるのは当たり前」とか、そういうレベルではなく、常にいろいろな人を巻き込みながら何でもオープンに議論したり、飲ミュニケーションを楽しんだり、英会話を教えたり、そば打ち教室を企画したり、職種や男女は全く問わない人と人の触れ合いを楽しんだカリスマ的な院長でした。人が集まるところには自然と活気がみなぎります。私はそういう環境で、さまざまな知識や教養を高めるチャンスを得ることができました。医療の法的義務分野、病床面積の採寸法、建築図面の見方、医療・介護施設建築に関わる行政手続き、空調システム、防火管理システムや、仕事に直接関係のない花言葉、ドライフラワーやブーケのつくり方、セメントづくりと塗り方、冠婚葬祭の礼儀作法、そばの打ち方など、たくさんのことを興味津々で学びました。私にとっては異質な感覚だったマージャンは教わりませんでしたが、あのとき習っていたら「マージャンのできる看護部長」ということで視野が広がったのでしょうか……。それはそれとして、こうした人と人のつながりの輪の中に入って、人間と付き合っていくなら、人間を知らないことにはお話にならないと感じるようになりました。そして、人は一人で何かを成し遂げようとするとき限界はすぐやって来るけれど、助け合ってやることや教え合ってやることには無限の可能性が生まれるものだと学んだのです。

看護管理における課題を解決するには、理想論やあるべき論に固執せず、人に合った方法で、人の協力を受けながら、自分の見据えるゴールに運ぶための方法を探し出していくことなのだと勉強になりました。

私も含め、スタッフ一人ひとりが自分なりに描いている将来の幸せの形があります。ほとんどの職員はそれを実現するために働いています。自分の夢が「私的な目標」だとすれば、病院組織の中で目指すべき目標は「公的な目標」ということになります。この2つの目標が無理なくリンクするようになれば、スタッフのやる気は自然に高まるはずです。

「私的な目標」は、その多くがマイホームを手に入れたい、車を買いたい、ブランド靴やバッグ、新しい洋服が欲しい、結婚したい、子どもを産んで育てたい、豊かな老後を過ごしたいなどの欲求をかなえたいというものでしょう。しかし達成した暁にはそのファイトは薄れて、やがてモチベーションは低下するのが「私的な目標」のみで働いている人の特徴です。それはそれで人の人生ですからとやかく言いたくはありませんが、自分の夢がお金や物だけというのは、いかにも悲しいではありませんか。若いうちはそれで十分だと思えるかもしれませんが、死ぬまでそういう気持ちでいられるのであれば、それは寂しい人生ではないでしょうか。

自分の夢に向かいながら、仕事の中にやりがいを見つけさせてやりたいという気持は、この歳になった私が自然体で思う親心なのです。医療の職場を選択し、医療人として病院組織で働いている私たちは「誰かに喜んでもらうために」、「誰かが笑ってくれるために」、「誰かの横に寄り添ってやるために」自分自身がいつも健康であり、毎日きちんと仕事に携わることができる。それが信頼され感謝される看護師への登竜門なのだと思っています。

2　イノベーション・プロセス

組織改革はイノベーション

私が民間病院に勤務する何年か前に、すでに管理職を務めていた先輩から「民間病院の看護部組織なんて、組織とはいえないような実態の中で存在しているのよ」と、半分投げやりなつぶやきを聞いたことがあります。民間病院に勤務するようになり、あのときの話を検証するような日々は、ただ事ではない毎日でした。

この異文化の中で何から始めればよいのか、何ができるのか思いを巡らせ頭を抱えていたとき、一冊の著書『イノベーションの達人！—発想する会社をつくる10の人材』（トム・ケリー、ジョナサン・リットマン著　早川書房）に出会いました。今から8年前のことです。普段は得意でもないし好きでもない横文字なのですが、「イノベーション」の解釈に一本のクモの糸が降りてきた感じがしました。私がやりたいことをどうすればできるのかを、想像できる次元まで引き上げられた気がしました。イノベーションとは、私の仕事上の目的からすれば「新しい組織改革の実現」という解釈が妥当ですが、私がこの言葉をとても気に入った理由は、「何もないところから新しいことを生み出すということではなく、今あるものを新しく組み合わせていくということ」であり、私の中にある「物づくり」への興味に火を付け、モチベーションをアップさせたからなのです。

組織に培われてきたルーティンは大切ですが、「新しいものを生み出す」あるいは「外部のセンスを取り入れる」など、アイデアを実現し、形あるものにして斬新な発想でインパクトを出し、物の見方、考え方を示して人の興味を引き、感動を与えられれば最高です。

世間では特別珍しくもない当たり前のことでも、「井の中の蛙、大海を知らず」である閉鎖的な看護部には刺激的な活気付けが起爆剤になっていくことを期待しました。変化することの楽しさを認識させるための題材に選んだものは「看護職員ユニフォームのリニューアル」であり、ガラリと装いを変え、デザインや色は看護師に自由に選ばせました。病院長に交渉し、許可をもらうのは私の仕事です。看護師たちは「こんなデザインでも採用してくれるのですか?」と言いながら、とてもうれしそうに輝き、声も弾んで聞こえました。

1日8時間から16時間も仕事に没頭する看護師にとって、白衣は制服だといっても女性である以上、ファッションは敏感に装いたいし、しなやかにアピールしたいと思う気持ちは共通の関心事に違いないと考え、着任して最初に手掛けた看護部長としてのサプライズでした。たかが白衣、されど白衣、スタッフは自分のこととして主体的な行動を起こしたのです。表を作成したりサイズ選びのルールを決めたり、生き生きと取り組む姿は、まさしく仕事にもその能力を活用できると確信しました。

ここでもう一つ申し添えておくと、看護師が色やデザインを自由に決めるというだけではどこでもやっていることなので、モノマネの極意から少し外れます。外部の取り組みを拝借するモノマネの極意は、「それ以上のシナリオを描くことが拝借した者の礼儀」です。私の斬新な提案は、看護師が貸与される5枚の白衣を、ワンピース型、パンツスーツ型、襟付き型、スクラブタイプ白衣の4パターンのデザインと5色のカラーを自由に組み合わせることでした。もちろん貸与物を管理する総務課では大変なことが起きたと大慌てでしたが、そこは自称「部門間コミュニケーションの達人」を気取る私が率先して総務課を手伝いました。心を込めて手伝うことがポイントで、その後の印象は全く違ってきますし、良い部外関係が生まれます。それが人間の良いところなのだろうな、という気持ちにさせてくれます。

組織の改革に看護部長のビジョンは不可欠ですが、当時の看護部には私をはじめ、思いはあってもどのように言えば理解してもらえるか、共鳴してくれるか、ビジョンを語る側も聞かされる側も高い意識レベルに至っていないことが大前提にありました。そのため、職員にはできるだけ単純に「うまくいくと、こういうことになる」という伝え方をすると、目的が明確に伝わると感じていました。ビジョンという言葉は後からついてきたような感じですが、それが私の組織改革の一歩であったと記憶しています。

変化を嫌う職員とイノベーション・プロセス

事実の積み上げで改革を進めるのではなく、まず自分たちの在りたい姿を描き、そこに到達するためにはこうしていく、という形でイノベーション・プロセスを組み直していくことが組織には必要です。管理者は人間関係能力を最大限に発揮し、パズルを組み直しながら新しいアイデアが生まれてきたら、そのアイデアが守られ順調に成熟していくための環境を用意していくのです。それが私の役目であり、それに徹してきました。

看護部長として入職した当時は、変化を嫌う職員が大勢いました。その抵抗勢力はイノベーションの種を踏みつぶしていきました。それを私が掘り起こす、見つけ出してはまた掘り起こす。この繰り返しを、自分でもあきれるほど続けていました。この行動が本当に実を結ぶのかと、ため息が出たこともありましたが、間違いなく成功の秘訣となりました。

次に環境の整備に欠かせないことは、誰もがイノベーターになれるわけではないので、イノベーションを強力に推進する人材を掘り起こすことです。

歴史のある民間病院では、それなりに逆境を乗り越えてきた実績と自信があるため、組織は一見安定的に見えますが、それゆえに新しいものを生み出しにくいという欠点があります。そのため、歴史や伝統を否定するのではなく、病院組織の強みを継続させながら新しいことにチャレンジする必要性を訴えるべきです。

民間病院は比較的キャリア組が少なく、さらに組織への関心が強い人や看護観、価値観が構築されている人が揃っていないことが、ビジョンを遂行する上で障害の要因となりました。新しいアイデアを取り入れたとき、今までの制度やルール、または価値観に矛盾が生じることもあります。ここで何を優先させるかがポイントとなりますが、その矛盾に対して制度やルールを単純に変えるのではなく、擦り合わせることで進化した制度を構築する必要があるのです。今までの思考からすると違和感を覚えることが多くなるはずなのですが、それが一体どうして起きるのかを考える人材が必要になるのです。看護部だけではなく、各部門間のリーダーが矛盾を受け入れられるようになったとき、組織の改革は始まると考えることができます。対象は看護部門のみならず、他部門にも変わってもらわないとならないのです。

組織に存在する部門というのは、集団で効率的に働くことを目的として成果を出していくものです。ですから看護部門だけでは組織のイノベーションは守られることもなく、育つこともないのです。結局、今あるものを新しく組み合わせて新しい組織をつくるということは、イノベーションにおけるプロセスを丁寧に守りながら継続していくことが大事であり、自らもそれを実行し、スタッフからも創意工夫のアイデアを引き出していくことが管理者の仕事なのだと思います。こうした環境の中で育った人材は、質の高いスキルとマインドを合わせ持つ、帰属意識の高い専門職集団となり、組織を引っ張るクリエーティブなリーダーとなっていくと考えられます。

組織のための人ではなく、人のための組織へ転換

看護部門は病院組織最大の部隊のため、小規模病院であっても管理には苦労が絶えません。当たり前のことですが、個々の背景や事情を優先して仕事をされては組織が成り立ちません。制度や規律はこの大部隊の方向性を統一し、一定の職務管理を容易に行えるように存在しているもので、相互が気

持ち良く楽しく働けるための道具として運用されていると思います。しかし、職場には「居心地が悪いし、仕事は楽しくない」と思っている職員がとても多いのです。

看護部が行っている職員満足度調査では、「親の心子知らず」ということわざがピッタリな「仕事に対して充実感がない」などの結果が毎年のように寄せられていました。職場の発展に知恵を出すこともなく、自己の欲望ばかりが垣間見えている集計結果をフィードバックしたときに、職員がボソッ言った言葉に、「はっ」と気付いたことがあります。答えは意外にも近すぎるところにあったのです。

それは、私たち「管理」の職を担う者が普段あまり意識していないだろう、強すぎる「管理、統制、指示、命令」の部分でした。説教された、怒鳴られた、見下されたとか、そのような話ではなくて、仕事の成果を想像してやってみたいことがあったとしても「尊重されない」、「信用されていない」、「顔色をうかがいながら」という、非言語的コミュニケーションのまずさにあったのです。

院長、看護部長、師長、主任に行動や言動の多くを管理、統制、指示、命令されて「縛られながら仕事をしている」という感覚から解かれない限り、やる気の種は芽を出せないでいたのだとすると、守っていくという行為に心が通っていないことになります。少々調子の良い言い訳だと思える半面、若かりしころの自分を思い起こせば共感できることでした。

本気を出せと人から強制されて本気を出す人がいるのだろうか、チャレンジしろと人から強制されて真のチャレンジをする人はいるのだろうかと考えてみると、行動は起こしたとしても、それは組織が期待する本物には成り得ません。まして継続はしないだろうし、時間外勤務への不満や壁に突き当たったときには簡単に諦めてしまうようになるのではないでしょうか。制度や規律の使い方は簡単そうで実は非常に難しく、ルールを改めることも考えずに「丸投げ」の管理をしているのではないか、と自分自身に問い掛ける機会を得た気がします。

看護部長や看護師長の強制力が強すぎると、職員は熱中し没頭することを諦めてしまい、創意工夫の邪魔をするケースも発生してくるのです。このことは、白衣選択を任せた際に見せたような、目的を達成させるための「独自のルールづくり」を皆で考え、皆でルールを守るという主体的な行動にはつながりにくいことを思い知らされました。部署内の合法化が図れるものであるなら発想を転換させ、制度や規律の改定も視野に入れて、管理職が寛容に見守ることも必要になってくると感じたのです。看護の喜びや楽しさを奪ってしまうことに、組織の体質が大きく関与していることを念頭に置き、職員にやる気がない、と責任転嫁すべきではない部分があることを教訓にしました。

ただ、一部にはこの体制で管理されている状況に満足している職員がいることも否定できません。成果を出せなくても大きく処遇は変化しないという、資格者優位の医療界ならではの居心地の良さにあぐらをかいている人たちも存在しています。こういった人に限って余計な知恵が働き、職場の問題児となっている場合が多いのですが、この人をどう処遇するかというより、「人のフンドシで相撲をとる」嘆かわしさを教えなければなりません。病院も一般企業と同じで、成果を出さない人に幸せな生活はないことを厳しくしつけることが大切なのです。

屁理屈を言う人ほど頭の回転が良いと言う人がいますが、このような職場内の問題児は、きっかけをつくると素晴らしい変化と成果を上げていくというケースもあります。2対6対2の法則があるにせよ、弁の立つ職員に飲み込まれないようなディベートを駆使して戦わなくてはならないと思うのです。

人はどんなケースでも「あなたがいないと困る」と言われたら、必要とされているという所属欲求が満たされ、メンタルは安全・安心の胸中に落ち着き、チャレンジへの準備をしていくプロセスをたどるのです。個性が出ていないのに「チームになれ」、安全・安心が確保できていないのに「チャレンジしろ」と言われても、それは無理だということに気付かされ、自分自身も成長させてもらいました。

管理、統制、指示、命令の強すぎる組織ではなく、人を解放して個性を活かし、仕事を楽しみ、それにより真のチームとなり、挑戦や創造に向かうことのできる組織管理を心掛けたいと思います。組織のための人ではなく、「職員個人が輝き、結果的に組織が強くなる」、「働く人が楽しさと幸せを感じながら組織として成果を出す」といったような、人のための組織づくりという気持ちでいるほうが自然体なのではないかと考えています。

組織を私物化する看護師

組織づくりの主人公は職員一人ひとりであり、その個々人が当たり前のことを当たり前に実践することは、簡単なようで難しいものです。当たり前のこととは、専門職として患者のケアに対して問題点を提案し、改善策を検討して最善のケアを提供することです。

エビデンスもなく、効果的でも効率的でもない、都合の良い解釈で物事のルールをつくり上げている職場風土の中に入り込んだときは、あぜんとするばかりでした。そして、その中でリーダーシップをとっていたのは、院長でもなければ看護管理者でもなく、かといって部署を管理する師長でもない、長年勤めている経験豊かな看護師であり、その様子は滑稽としかいいようがありませんでした。

異様な文化の中では誤った調和が重んじられ、患者は二の次にされることも珍しくありません。仲間外れにされたくないという気持ちが優先し、誰も異論を唱える人はいませんでした。師長がしっかり管理すればよいと誰もが思うところですが、それがうまく機能しないところに根の深い課題がぶら下がっていたのです。着任する師長はいつも「どこの馬の骨だか……」といった受け入れられ方をされ、組織を機能させられないのです。私から言わせれば、そのような職員は組織を私物化し、病院が健全経営を目指していく上でのがん細胞としか言いようがありません。

ナースコールは嫌い、汚い仕事は嫌い、力仕事は嫌い、難しいことは嫌い、一度座ったらしぶとく動こうともしない、後輩看護師や看護補助者をアゴで使い、面倒な問題は耳や目にふたをして気付かないふり……。その上、日進月歩の医療や看護に対して勉強もせず、新しいことを受け入れようともしない、これでは初めから看護師にならなければよかったのです。決してその人を人として否定はしませんが、「あなたが働くのにふさわしい職場は他の世界にあります。あなた自身を活かせる職業を選択してはいかがですか」と、転職を勧めようと考えたほどです。こういった文化が歴史的に続いてきた職場において、看護師長の部署内マネジメントは、よほどクリエーティブな師長でない限り、風土を新しい方向に持っていくことは困難でした。

永年勤続に匹敵する看護職員にも、さまざまな苦労があったことでしょう。長い病院の歴史の中、病院も頼りにしてきた看護師であったに違いないはずです。しかし時代は変わり、医療、看護の環境が整い出して医療機器も増え、診療報酬上の縛りからマンパワーも増えました。こうした時代背景の中、看護のニーズや提供体制は複雑化しつつ、急速な進化を遂げています。適応困難になってきた看護師たちのストレスは増強し、マンモス化していったことで歪んだ看護師像をつくり上げていると考えられました。このような環境において看護管理者や看護師長が必ず行わなければならないことは、看護のビジョンを毅然と語り、自ら実践していくことであり、管理者自身が粛々とロールモデルを務め、大勢のスタッフに変化の前兆を感じさせることです。

悪しき組織文化、職場風土を壊していくために、看護管理者は強靭な気持ちで戦うしかないのです。そのためにも看護管理チームは力を合わせ、一貫した態度で臨むことが重要です。一人の管理職が悩み落ち込んでいるときは管理部全体で守り、「一人じゃない」という支援体制の整備をしていくのです。中には問題のある管理職もいるかもしれません。しかし、こういったときにこそ組織を正せるチャンスですから、総力を挙げて守っていくことが建設的な管理者教育につながるのではないでしょうか。

組織改革の根幹ともいえる人事の一掃は、勇気ある決断を迫られます。時には病院管理者の思惑と逆行する提案をしなければならないこともありますが、決して逃避してはならないと思っています。

組織が変わるための提案であることの理解を求めるには、それなりの道具が必要であり、口でどれだけ訴えても有効な説得、交渉にはなりません。看護管理者として看護部組織だけではなく、できれば他部門の業務実績を踏まえて統合した現状アセスメントを数値に落とし込み、客観的データとして作成した可視化資料を強力な武器として交渉に当たらなければならないのです。「こうすれば、こういう成果が出る」という説明は理論的ですが、さらに重要なことはタイムリーでなければなりません。ちなみに未熟な私は課題が大きければ大きいほど、いつも進退をかける覚悟で真剣勝負をしてきました。このようなときほど看護の経営的センスが問われ、学問を身に付けていくこと、それが最大の味方となるのです。

忘れられた看護の基本に引き戻されて

過日、予備自衛官としての訓練を受けた今村敦剛氏（株式会社クリエイション　経営コンサルタント）のお話から学んだことをご紹介したいと思います。

自分の命がかかった状況でも、チームワークを取りながら任務を達成することが求められる仕事の代表として、消防士や自衛隊員がいます。こういった組織ではいったいどのような教育が行われているのか知りたくなり、実際に自衛隊の訓練に参加させてもらったのだそうです。

今村氏の体験談は、立場は違いますが人の命を預かる医療職として、またチーム医療に加わる看護師として原点に引き戻される貴重なものでした。今村氏が想像していた訓練とは、きりっと鬼教官がビシビシ指導するに違いない」というようなものでしたが、実際は拍子抜けするくらい穏やかな訓練であり、もっぱら敬礼や右向け右などの基本訓練、そしてさらにはベッドメークや靴磨き、アイロンがけという些細《ささい》なことばかりを徹底していたそうです。

布団のたたみ方は角と角をきっちりそろえる、シーツや毛布は端が入口から見えないように置くなど、例に従い行動したもののそんな決まりを不思議にも感じ、教官になぜそこまでするのか理由を尋ねると「見た目がきれいだから」という答えが、あっさりと返ってきたそうです。短い訓練期間だったものの、その後の生活スタイルに影響を与えていると話されていました。靴を脱いだときは無意識に身をかがめて靴をそろえ、食事が終わった後の片付け、洗濯物のたたみ方、歩くときの姿勢など、一変したそうです。さらには朝一番で仕事の行動リストをアップし、1日のスケジュール管理を行うようになっていたということでした。

この話の中に、看護分野でも共通する規律があったことを思い出しました。学生時代に基礎看護技術を習いだしたころ、布団、毛布、清拭タオル一枚に及ぶまでたたんだ際は、ループの部分を手前に角をそろえて収納管理するとか、使ったものは数を確認し、バットにそろえて定位置に戻すなど、徹底して教えられてきました。これも理由は見た目の美しさや、次に使用する人のためのモラルとして当たり前の行動でした。しかし卒業すると、そうすべきであることは知っていても、そのようなことは二の次になり、目の前にある命のほうが大事と忙しさを理由にすり替えて、やり過ごしてしまう人も現実に存在します。そのことに最初は罪悪感を抱いていたとしても、みんなが同じことをすれば何も感じなくなり、注意もされなければ怖いものはなくなり、次第に規律は風化し、身勝手な文化が生まれます。それが放置されれば、組織は医療機関として当然のように最悪の危機を迎えることになるでしょう。

そうならないために、シンプルではあるけれども「常に原点に立ち戻る看護管理」を行うことが必要だと思うのです。看護の原点に立つと、看護師であれば誰もが感じる問題が必ずあり、何が課題でどのような目標に向かうのか、そして自分自身の目標達成のためには、どのような方法を取っていくのかというプロセスが分かりやすく、見えやすくなるのです。

無理のない自然体で目標に取り組むということは、例えば使ったものは元の位置に戻す、少なくなったらなくなる前に補充する、不在者に伝言するときはメモを書くなど、専門職である前に人としての秩序を維持するという、当たり前のことがおろそかになっている職場環境の改善を日標とすることです。決して難易度が高いものではないので、必ず一人ひとりの成功体験を獲得でき、組織改革実現への最も確実な近道になることは間違いありません。何かをきちんと整った状態に保つことは人の意識を変え、行動までも変えてしまうのではないかという今村氏の仮説は、私にとって全面的に共感できるものでした。

「割れ窓理論」からの学び

また、犯罪学者のジェームス・Q・ウィルソンとジョージ・ケリングが発案した「割れ窓理論」でも、秩序の維持の大切さを学びました。割れ窓理論とは「壊れているビルの窓を修復するといった小さな秩序を維持することが、結果的に犯罪の防止につながっていくということ。ビルの窓を割れたまま放置していれば、そこは無管理状態だと認識され、ビルへの不法侵入やさらなる破壊が行われる可能性がある。さらにビル全体が荒廃すれば、無管理状態の雰囲気が地域全体に広がり、より深刻な犯罪の呼び水になりかねない」というものです。つまり小さな秩序の維持には波及効果があり、大きな秩序の維持にもつながるという理論を示したものです。

規律と道徳を重んずる職場風土が、どれほど組織管理に必要なことであるか、悩んだり迷ったり壁に突き当たったときはいつもここに戻って事を考え直す、これが管理者としての私の決まり事です。

看護師のしつけと秩序を維持するために

院内ラウンドを行っていたとき、ある病棟でA看護師が同僚のB看護師に「ほら、ちゃんと片付けないとまた師長に怒られるよ」と言っている声が聞こえてきました。B看護師は「は～い」と言いながらメジャーを引き出しにしまいました。するとA看護師は「違うよ！　そこじゃないよ、その隣の引き出し」と教え、B看護師は「うそ！　こっちだっけ？　ラベル表示は貼ってないよ」という光景を目にしました。なるほど、この病棟の目標は「整理整頓」です。おまけに看護師長は大のきれい好きですから、この会話はうなずけるものでした。

使ったものは定位置に戻す、この当たり前のことができないと、集団で仕事をしている職場では、「だらしない人」のレッテルを貼られてしまいます。この2人の会話の中に存在している整理整頓というのは、きれいに片付けられて整った状態にすることと考えられ、上司に注意されないためにそれを行うという「やらされ感覚」が感じられました。

整理整頓という病棟の本来の目的は、無駄をなくすことで職場の美化に貢献することはもちろん、快適な環境をつくることで安全対策にもつなげることです。いくらきれいに片付けられていても、使いにくければ、その意味は半減します。整理整頓は業務が効率的で安全、確実に遂行できるためのツールであり、業務改善そのものであるという認識で取り組むべきでしょう。この志は、世間一般では「整理・整頓・清掃・清潔・しつけ」の5S活動に合致しますが、その活動は組織と人を変えるとまで言われています。

「整理整頓や清掃をやったくらいで人が変わるものなのか」と詰め寄られたこともありましたが、人は生まれてから成長していく過程で、さまざまな「しつけ」をされて、徐々に自己の価値観を形成していくものだと思います。そのしつけによる価値観、仕事観は仕事の成果を左右し、日々のモチベーションに大きく影響してくるものと考えられます。専門職として日進月歩の医療についていくために専門教育は欠かせない課題ですが、難しいことを要求して諦めさせてしまうのなら、簡単なことから「やればできる」感を得て意欲が高まる課題に挑戦し、楽しみながら仕事をする人づくりをしようというのが私の考えです。最初から難題をテーマに解決させようとチャレンジさせても、「どうやっても無理」という感覚がまん延し、意欲が下がっていく看護師を何人も見てきました。そのような経験があるからこそ、実感できる成功体験をさせてやることが改革の一歩だと考えています。

思い上がった表現になりますが、自分が有能だと実感できると意欲が高まり、意欲が高まるともっとやってやろうという気持ちになり、その結果、周囲に影響を与え、病院経営の発展を担う人材の卵が誕生するのです。民間病院ならではの歴史の中で培われてきた閉鎖的な職場風土から脱却し、いつでも誰でも自由にアイデアが出せる、実行できる、そして実行した結果が出て組織への貢献が実感できれば、有能と感じられる、これが成功体験へのスパイラルなのです。

このプロセスを繰り返すことで、やってもみないのに「無理です」と言う体質や、決め事をしても勝手に中止する体質はなくなり、業務改善やコスト削減、新規事業への取り組みという行動に次々と発展し、集団の力を発揮するようになりました。

看護部門として無秩序の職場体質を徹底して改善してきたことは、絶対的な看護部組織の確立の要になったといえます。このようなプロセスを踏みながら看護部の目標や部署の目標管理における到達目標は「業務改善」、「新規事業」、「教育、研究」の観点から期待項目、期待値を明文化していくことが可能となり、看護管理を担う管理者や師長は共に関わり合いながらタイムリーに支援することで、個人が最後までやり抜いていこうとする意欲が、組織に根付いてきたと感じています。

10年もの間、繰り返してきた体質改善の効果は「秩序が維持されている職場」の中では仲間同士が互いに気を使い、作業手順を守り、期日までに仕事を仕上げ、報告・連絡・相談が充実してきました。これが5S活動によって組織や人が変わっていくメカニズムなのです。

3　社会的組織人へのナビゲーションが組織を変える

「知恵とスキルと経営マインド」の創造的な活用

民間病院は、地域医療の活性化に向けた医療連携の重要な役割を担っているといえます。

最近のクリニカルパスなども、治療用というよりは、地域ぐるみの医療・介護・福祉に至るまでの視野を広げた「生活支援パス」のようなものが動き始めました。パスは効率的な治療実践のためのツールとしてつくられており、医療の特殊性や専門性を十分に発揮し、医療機関の機能分担をしています。そして共通化したシステムにより、地域医療機関が連携して国民の病気や安全の確保に役立っています。

急性期病院では地域連携パスを拡大して、計画管理病院として患者の円滑な退院支援を推進し、後方病院の立場となる多くの民間病院は協力病院としての役割を担い継続医療を推進する中で、介護・福祉サービス施設や機関との連携に、人知れず苦労を重ねています。

民間病院は、自院のさまざまな事情や背景と折り合いをつけながら、標準的医療の実践に必要な体制をとっていくことさえ試行錯誤の地道な努力を重ねています。

だからこそ、看護部門の組織への影響力は大きく、結果を出すこともやり方次第で容易にかなえられるのです。

戦略的な経営とよく言いますが、戦略的とは、考えるだけではなくて、成果実績を出していかなければならないものです。私にとっての看護経営の基本は、「質の高いコミュニケーションで創造的な成果を生み出す」というものです。組織を包括的に観察し、その中で看護部の果たす役割と責任について、医療情勢や社会情勢が求めるニーズ性を明らかにします。その上で、時代に合った管理をどう実行していくかを考え、成果をいかに院内に発信していくかが重要です。

知恵とスキルと経営マインドは、創造的に活用しなければ面白くないのです。例えば、犬が人をかんでも当たり前、しかし人が犬をかんだら興味深い話だというように、発想の転換は病院経営の一端を担っています。看護現場を誰より知っている看護部の提案は不可欠です。そのような発想の転換をもとに、だてに院内最大の部署として存在しているわけではないという組織力をアピールし、成果を出し続けるしかないと思うのです。

そのためにも、個人看護師から組織看護師へのナビゲーションは不可欠であり、病院の目的を果たすために雇用されている責任ある一員であるとの認識を促進していくことです。

個人が一生懸命に、真面目に物事に取り組んでいたとしても、その成果を組織の成果と結び付け、それを現実に変えていくことが看護部の組織化の大前提だと思うのです。

看護部組織が抱えてきた課題は、病院全体に変わろうとしない職場風土がまん延していたことです。そのせいで、部門間の垣根がなかなか取り外せず、大きく経営改善に悪影響をおよぼしていました。

それぞれの専門性を統合して効果的なアウトカムを目指そうとはしなかった歴史はとても頑固で、体質改善に長い年月をかけることとなってしまいました。

医者が正義の象徴であるかのような一方的な医療が行われ、看護師やコ・メディカルはそれに従属するという、古い医療の体質が存在する職場集団でした。しかし、医師や看護師、コ・メディカルや事務職員をシャッフルすることで、変革する可能性を見いだすことができます。人事に関わる苦渋の決断も、組織再編、効果的機能発揮の大きな手掛かりにつながりました。

もし自分が患者となったとき、家族が患者となったときを想定し、自らが医療に参加する専門職として、総合的な判断をもとに問題解決を図ってほしいと願う考えは、共通認識となりました。また、医療者の立場からは、それが臨床現場の知識と技術を正しく実現し、最高のアウトカムを得ていくことのできる医療チームが育成されることにつながると、考えを改めていくこともできました。

小規模を強みにした効率的組織運営への挑戦

小規模病院が、最も効率的な情報の共有化をするにはどのような方法があるかと考えたとき、「会議」は私にとって絶好の目的達成の場でした。問題解決のための検討の場であり、意見交換の場であることは当然ですが、それと同時に管理を任される者への「教育の場」であるともいえます。ただ単に会議を運営していたならばそれまでですが、そこに権限や責任を明確にしたルールを定めて役割分担を必ず設定すること、そしてルールは守らせること、こうしたことから組織とその機能のあるべき姿を正しく認識させる訓練を始めました。師長も主任も介護長も一同に参加する合同会議を基本として、看護部運営会議を定例化しました。これは、小規模の組織だから運営できることの一つで、大規模な組織ではそうはいきません。効果的に会議を運営した結果、看護部長のビジョンが伝わりきらない、期待している有効な作業プロセスから逸脱している、あるいは結果が見当違い、さらには師長会と主任会のそれぞれの会議や活動は常にアウトカムは明確であるにもかかわらず、いつしかズレが生じている、そして結果的に看護部組織としての効率的な問題解決に時間を要してしまう……などのロスが減るといった効果を得ることができました。

この会議運営は、看護部長のビジョンを正しく浸透させることはもちろん、看護部の方針・目標を看護部スタッフ全員の関与により達成させるための具体的な活動計画立案、実践支援、報告・連絡・相談の在り方など、先に述べたように師長も主任も介護長も一緒に会議の場で学ばせ、個々の認識を確認していくことができました。職能要件や成果責任の内容は異なる立場の役職者たちですが、看護部の意思決定に関わる最高機関に所属しているという認識は個々の責任感を目覚めさせ、主体的な意見の吸い上げに大きな成果を上げたといえます。同じ土俵で意見交換させることは、問題に対する洞察力、解決能力を身に付けるという観点からも、管理職の教育の場として効果的であったといえます。

他人の意見を取り入れることができる、そして他人と協同して行動するということを学び、知識やスキルを互いに教え合うことを学ぶための会議運営、すなわち活性化した組織運営の基盤となると考えました。

「仕掛け人」になる心得

この会議形式は、いかに準備段階をきちんとできるかがポイントとなります。単純なレジュメを用意するだけのものではありません。レジュメに用意された議題に対して、その問題解決のためのグループづくりを行い、目標に向かって互いが学習し合い、責任を持つように駆り立てる仕組みを考案して臨むのです。

このグループづくりは、看護部組織として取り組む全ての会議・プロジェクト等においても運営上のルールと決め、パターン化を図りました。現在は、院内で重要とされている医療安全、感染対策、病院機能改善等の運営会議においても全てグループ化し、目標に取り組む責任体制を取ります。

問題の性質を共通認識させるための関係資料の準備や、報告を求めたい事柄の「ハズさない報告書共通フォーム」などを作成し、必要な情報がそろいやすいように考案します。ちなみに報告を受ける側は、内容にズレがあったり、報告が遅いと、「全く……またか！」と期待を裏切られたストレスを感じることも少なくありません。しかし、報告というのは自分の仕事に必要な情報を提供してもらうものであり、自分自身がうまく仕事をこなしていくための情報ですから、「報告が遅い」と想定できる役職者には、前日に「明日が締め切りです。全員そろうと助かります。ヨロシク！」というスタンスで、遅れが生じないように先手を打っておきます。つまり、「ハズさない報告書共通フォーム」の準備も、自分の仕事をしやすくするためのものなのです。

後輩たちがこのような「仕事の仕掛け」の意味を考えることで、共通フォームなどなくとも適正かつ効果的・効率的な仕事をどうやったらできるか思案し、実行できる人材に育ってほしいと思うのです。

さて、このグループ化の作業を進める上で留意したいことは、グループメンバーの個々の経験・知識・専門分野・得意分野・性格・人となり等を考慮し、適正な編成のもとに運営管理していくことです。師長や主任、介護長が、自分の学習とグループ学習の互いの質が高められるように、責任を持って取り組んでいくための支援を継続すること、そしてチームには常に迅速なフィードバックを与えていくことなど、看護管理者自身の運営管理ルールの徹底が、絶対条件になってきます。

グループ化からチームへの進化

民間病院で看護部の運営に関わる役職者の数は、大病院に比べて少人数であり、また小規模な集団が多いことが特徴的です。

先にも述べましたが、効率的かつ効果的な運営を目指すために、小グループ化を基盤とした運営が行われます。私の管理方法は、グループを①看護教育、②業務改善、③医療安全管理の3つの分野に分けて形成することです。管理職は、互いに異なる看護単位の師長と主任がペアとなり、各グループのリーダーとしての役割を担います。

次に各グループは、共に考え働くメンバーを、スタッフの中から人選します。その要件は、看護部で定める職能レベルⅣ（看護師：職能要件書で求められるリーダー看護師および主任レベル）相当の対象看護師を登用して参加させることとし、各グループが6人前後の構成員で運営してきました。

運営のテーマとして掲げた3つの分野は、健康問題への変化、医療の高度化・複雑化、医療安全への期待、そして少子高齢社会に対応した看護を提供するためのものです。チーム医療における看護の役割拡大が期待されていますが、それ以前に当看護部の弱点ともいえる実践の基盤として、看護部組織の運営について多くの職員が身近に意識し、組織の活性化やそれに伴う成果が個人の有益に大きく関係していることを広く認識させる必要がありました。そこで、臨床現場で起きているリアルな出来事を介して、グループで学んでいくこととしました。

まず「看護教育グループ」は、看護職の人材育成を手掛ける上では戦略的な分野だといえます。臨床現場における卒後教育、継続教育をとおして、看護の生涯教育といった観点から取り組んでいきます。新人看護職員の早期離職は大きな問題として取り上げられましたが、幾度となく苦い経験をしています。２００８年に法律が一部改定されたことにより、組織全体で新人研修を支える文化の醸成とシステム構築が図られるようになり、教育体系も成熟度を上げ定着しつつあります。ここでの人選は、当然のことながら新人看護師指導責任者研修、新人臨床実習担当者研修修了者、ファーストレベル修了者等を配置し、受講した基礎研修を現場で実践しながら共に考え、建設的な意見と創造的な発想で、新人看護師や看護職員教育を推進していきます。

次に「業務改善グループ」は、看護の質向上に向けて質改善に恒常的に取り組む役割があり、その責任が大きい分野です。主に目標管理、看護基準・手順（看護記録を含む）作成、修正管理の運営を進めていくグループです。日進月歩の医療に遅れを取らない、根拠のある看護ケアを提供し続けるために、看護の基準・手順の追加や修正を図り、臨床看護の質向上を目指します。さらに、組織目標に沿った個々人の目標設定を本人に丸投げしないための支援を、目標管理システムを活用しながらモチベーションアップ、スキルアップの様子を追跡していきます。メンバー人選の要素は、ファーストレベル・セカンドレベル修了者、ＰＯＳをはじめとする各種学会認定士、看護必要度研修修了者、目標管理手法習熟者などを配置しています。

最後に「医療安全管理グループ」は、病院の医療安全対策委員会の活動の取り組みにあぐらをかくことなく、看護職として24時間患者に密着する立場で、患者の療養生活や通院治療における安全な治療と看護を確保するために、インシデント分析と改善事例の再点検等を中心に、看護部独自の安全対策や勉強会を実施しています。このメンバーの人選には、医療安全管理者養成研修修了者、医療メディエーター協会Ｂ級以上取得者、院内感染管理者研修修了者等がこれに当たり、運営しています。それぞれが年間事業計画を立案し、３グループ間はバラバラではなく、確認を取りながら包括的管理意識で1年のスタートを切っていきます。これを看護部運営会議にて追跡、総括していきながら、看護部組織の運営が図られます。

各クループは、独自に定例会議日を設定し、そこでディスカッションされる中でお互いに学び合うことができ、いわゆるライブラリーで勉強するのではなく、現場で学習することができる仕組みをつくっているわけです。

管理職の経営マインド強化

知識があるだけでは信頼される看護師にはなれません。知識に基づいて丁寧に看護する能力を磨くこと、そして人と協同して働くことを学ばせる必要があります。言葉では簡単に言えることですが、実際には人材育成の中でなかなか難しいテーマだと感じています。期待値は、知識やスキルを互いに教え合うことそのものを学ぶことにあり、協力して学んでいくスタンスを、会議で身に付けさせていきたいと思うのです。それぞれの持つ得意分野を総合して、効果的なアウトカムを日指すというチームワークの医療に期待が寄せられている今、それを組織力で築くことが目標でもあります。

その組織力の中心となる管理職のタイプも、「先を読み過ぎて結果を出すことに焦り、スタッフのペースを読めない者」、「難易度が高い目標には、そのときの自分の知識や技術をもとに、個人主義的な対処に走る傾向がある者」、「極めて現実的で、何かと現状の問題を並べ立て、組織が変わろうとすることを好まない者」などさまざまです。「経営マインド」をいかに高め、経営参画意識を持たせるか、管理職の感性や仕事センスは重要ですが、会議を学びの場とした教育訓練による効果は、看護部組織の運営上の強みとなると考えています。簡単に言えば、一つのテーマに関する議論を行っていたとしても、それが別の場面でも役立つはずであると常に想像できる創造性を養っていきたいと思うのです。

組織は人が創り出すものであり、経営の根幹は人のマネジメントにあると思います。

人が育つことによりサービスは向上し、イノベーションも生まれる、というサイクルが組織には不可欠です。民間病院における病院職員全体を、グループ化から医療チーム化へとまとめ上げることが組織を活性化させ、ひいては看護部の繁栄にもつながっていくものと考えています。

医療分野における経営環境は、ますます厳しさを増していくことでしょう。組織は時代のニーズに合った変革を実行することが必要であり、組織運営にこうでなければならないという決まりはないと思うのです。看護部門においても職員間の信頼関係を深め、今後さらに目的に合わせてどんどん看護部組織を変革させていきたいと考えています。

4　人を育て、私を成長させた目標管理

看護部長である自分自身の目標管理

人は「褒められて育つ」、この言葉は私自身が一番それを実感し、納得していることかもしれません。目標管理に出会い、その実践の扉を開いたのは14年前のことでした。多羅尾美智代先生から学んだ看護現場に生かせる具体的展開を参考に、「目標管理もどき」から始めたときの手応えは、看護部をまとめるという大きな課題に、意欲的にチャレンジしていく勇気と可能性を感じさせてくれるものでした。

「小宮看護部長は自身の目標による成果管理をどのように図っているのか」と問われると、少々息を呑み込んでしまいます。自分自身が信じて自分流に積み重ねてきた実践を語るしかないと思い、勝手に「肩の荷」を軽くしつつ、あるがままを紹介することにします。

目標設定と共通理解、そして私たちが作業ツールの一つとしている「事業計画立案から事業報告」に隠されている目的（思い）を、自分流のプロセスに沿って、数々の反省を交えながらお話ししていきたいと思います。

目標設定の大きな概念

「医療の質向上」とは言うまでもなく、医師や看護師、さらにコ・メディカルが、隙間なく一人の患者の治療に全力を投入することです。そのためには、病院の健全経営を軸として、医師や看護師さらにコ・メディカル全体が医療人である自覚と豊かな倫理的感性を育み、それを基盤として患者満足に応ずることのできる「医療者集団」となり、チームとして最善の医療を提供し続けることが必要だと思います。

病院が目指す基本方針・病院目標達成のために、組織運営のリーダーシップは病院長ばかりが求められるものではなく、看護部長もまた同様にそれを発揮しなければなりません。そのためには、全職種に対して感心を持ち、関わり続けなければならないことは必然であると考え、実践してきました。とかく面倒なことや厄介事は、不思議なほど看護部長に舞い込んでくるのは、どこの施設でも同じではないでしょうか。特に、古い歴史のある診療所から成長した民間病院では、「何でも屋が一人いれば何とかなるし、今までもそれでうまくやってきた」という、時代遅れの体質が尾を引いているところも見え隠れしています。そして人事管理・労務管理・業務管理・診療録管理・感染・安全管理上のシステム整備が遅れ気味であることは、大きな指摘事項であるといえます。このような重大な諸問題を持つ職場環境を目の前に、中途半端な関わりでいられるはずもなく、本腰を入れて院内の問題解決にどっぷり関わり、あえて前面に立つことで問題の真髄を把握していこうと考えたのです。そしてシステムづくりを大きな課題としたときから、どんな討論の場においても根拠のある発言をしていくために、より「新しく豊富な情報」というカードを手の中に用意しながら、自ら問題の渦中に飛び込むことにしました。それが院内における看護部の位置付けを確立し、看護師が仕事をしやすくする立場や環境をつくり上げるための、看護管理者としての「目標」となりました。

渦中に飛び込むということは、率先して問題解決に当たらなければならないということであり、課題や問題の抽出だけに終わっては何の意味もないのです。抽出はできたが埒が明かない、そのうち自然消滅している……などということは、よくある話です。とにかく中途半端は「無駄」が多く、やらないほうがよいということになってしまうため、そうならないように心掛けました。

また、「巻き込まれるのではない」という自覚が重要で、私自身が「主導型」でなければならないし、「仕掛け人」でなければならないのです。

問題解決には創意工夫をめぐらし、複数の選択肢を提案できるように、用意周到に努めることが効率的です。それにより、討論の場に参加する人々が、あたかも自分たちが問題解決のスムーズな展開を導いたかのような錯覚に陥り、検討会議は「有効な時間消費」ができた感覚を与えることにもなります。耳や気持ちをこちらに傾かせる手段としては有効であり、これでこそ「仕掛け人」の目的を達成するコツの一つと言うことができます。ここでのポイントは、他部門への介入や、自院の歴史と足跡を踏まえて意見することが必要で、とてもデリケートな加減というものが重要となりますので、細心の注意を払い、タイミングを見計らうこともまたコツの一つでもあります。

私は信頼される管理者になりたい!

問題の渦中に入り込むといっても、そんなに毎日、構えて仕事をしているわけではありません。私の場合は、他部署の些細《ささい》な問題も知っていて損はないという典型的な「おせっかいタイプ」で、「おばさん的発想」で仕事を組み立てているのです。悪く言えば「おせっかいおばさん」ですが、良く言えは看護部も他部署も一緒に面倒を見るよという「肝っ玉おばさん」だと自負しているのです。うちの子も隣の子も同じように教育し、同じようにお説教する。これが私流の職員との「関わり術」でもあるのです。

看護部のトップマネジャーは、病院全体を見渡す目や耳を持たない限り、自部署の課題の優先度、目標の妥当性は見いだせないものと考えています。世空言にしか聞こえない「他部署のことですから私の管轄外」、「他部門の方々にご意見などとんでもない!」などの逃げ口上は、部下を失望させるはずです。「何事も差し障りなく」と、ものも言えない上司を部下は頼りにするでしょうか。消極的な上司をカッコイイと、尊敬するでしょうか……。

「他力本願的な職場風土は自らつくらない」。こんな心意気が職員を勇気付け、ちょっとした手本となることで、頼りになる上司として認められていくのだと、生意気ながら実感しています。

この、前面に立って看護部を守っていく実践が、気付いてみれば「ホウ・レン・ソウ」上手な職員が育つ仕組みをつくり出していたという、喜ぶべき「おまけ付き」の成果に、自分でも驚いています。

情報は、座っていても方々から寄って来るものにしなければ、体はいくつあっても足りないわけで、この「おまけ成果」を素直に喜びたいと思いました。善し悪しはともかく、事実情報をタイムリーに提供してもらえるということは、スタッフ個々の気持ちの中にある私に対する一定の基準をクリアし、「信用してもいい」、「期待してもいい」という承認の現われであると、後生楽な私はいかにも単純な自己解釈で、磨り減っていく気持ちにも肥やしを与えているわけです。

どこかに落とし穴があるかもしれない日常を、恐れず疑わず綱渡りのようにバランスを取りながら誠実に勤務している状態ですが、私自身は結構、この日常にやりがいを感じているような気がしています。

目標管理を推進する私自身が一番に留意していることは、気持ちも身体も健康であり続けることで、いつも元気で現場に顔を出し、スタッフから仕事仲間として認められることです。しかし仲間意識というものは、突然生まれるものではありません。日々の淡々とした行動や言動がこの意識を育て、違和感なく調和を助けてくれたのだと思っています。全部署に携わる基本的スタンスは、プラスのストローク（相手にとって気持ちの良い）を中心に、話題提供していくことをモットーにしているのですが、そんなやり取りの中に、重大な問題がこぼれ落ちそうな事態を発見したりするのです。私の勤務中の万歩計は、こんなに小さな病院ですが、頑張って働いてくれています。

成果責任を理解してこそ目標にたどり着く

看護管理者の「目標」とはいったいどのようにつくられているのか？　あらためて聞かれると、なかなか一言でうまく回答できないところに早くも反省点が露見していますが、私の場合、スタッフに活用させている目標管理シートは使用していません。それに代わり、「事業計画書」というものを、年度始めに明文化しています。しかしその前に、看護部が目標決定するまでの欠かせないプロセスとして、まずは看護部長の成果責任を問い直すことから始めなければなりません。看護部組織をこう成り立たせたいと思うビジョンはとても大切なことですが、まず、看護部長自身に与えられた職務を余すことなく頭の中に網羅されているかということを、毎年振り返っています。できているということではなく、網羅されているかということが重要で、これは目標を鮮明にしていくことにつながっていきます。

組織が看護部長に求めていることは、自己の職務を正しく理解した上で、その仕事に対する成果責任を自覚し、その結果を追求していく。そういった人材であることを、最大で最低の期待としているわけです。

「ナースエイド・准看護師・看護師・主任・師長の課業は皆さん知っていますね！」と言っている私が、自分自身の課業を知らないでは、スタッフにあきれられてしまいますから。

ですから、年頭のスタートは「初心に戻る」という気持ちは、管理職もスタッフもみんな一緒です、という気負わない姿勢も大事なのではないかと思っています。当院は年度始めに、新入職員をはじめ全員で各自の課業内容・職能要件書の唱読会を行い、確認・点検します。「業務と成果責任の再確認による体制整備を図るため」としていますが、実はある意味ちょっと不純な動機も混在しています。せっかく時間をかけて作成した、「等級別職能要件書」を忘れてほしくないという私個人の願望であり、苦労した作品を埋もれさせたくない私自身のための「満足パフォーマンス」であったりもしているのです。

こんなとき看護部長という立場は便利なものだと感じます。表現の仕方は少し誤解を招きそうですが、いろいろな場面でその立場を適切に使うと効果的な成果が上げられる体験は、最近になってようやく使い分けられるようになった気がしています。

ビジョンと現実のギャップを埋める目標

看護部長として、また少しだけ長く年月を重ねた看護実務や看護管理の経験者として、看護現場の現状のスケッチをしていくことにしています。これは毎年、繰り返し行っており、ありのままの現状を描写することで組織の「強みと弱み」を発見することができます。描写するということは、例えば「療養型病棟のスタッフ」を描写すると、平均年齢が高い、汚れた白衣を着用していない、靴をはいていない（サンダル等着用）、仕事中の私語は少ない、全体的に笑顔でいるナースが多い、話し方が穏やかなナースが多い、病棟会議では発言する人が限られている、研修会の参加率が悪い、急変時の看護が未熟である、家族への対応が上手である、整理整頓ができる人が多い、勤務変更が多い、オフサイト・ミーティングが活発である、師長がいないとリーダーシップがとれず自分で考えることをしない、あるいは「療養病棟の環境」、「療養病棟の物品管理」、「療養病棟の時間の使い方」などの見たまま、ありのまま、感じたままを「言い尽くすこと」であり、このありのままの姿に強みと弱みのヒントが顔を覗かせているのです。「〇〇であるはずだ」とか「普通は〇〇だ」、「前は〇〇だった」などと先入観を持って決め付けないことで、実物大の目標設定が可能になると考えています。看護部の成長を祈念しつつ、看護部目標の設定はこういった日頃の現場アプローチが決めてとなり、ビジョンと課題を埋めるための「現実的な内容」と、「分かりやすい言葉」で現場にフィードバックして、目標として掲げています。看護部目標の設定は、「看護部長自身の目標」と言い換えることができます。

このような関わりの中から、看護部に寄せる師長らの思い、あるいはスタッフの思いが看護部の目標設定に欠かせない要素であることは、これまでの経験からも教訓となっており、「的を外さない目標」の設定に至れるのではないかと思っています。独り善がりの目標は、目標の独り歩きで終わってしまいがちです。過去に、整然とした見栄えや響きのいい綺麗な目標設定を行い、自己満足していたころに大失敗の苦い経験があります。この失敗を繰り返さないためにも、看護部目標の立案は少しくらい言葉が幼稚でも、内容にレベル低下があったとしてもそれが現実であれば仕方がない事実なのですから、「スタッフが共通理解し、一人ひとりが自分にできることを想像でき、行動を起こすことができる励みや勇気を与えること」が大切なのだと痛感しています。常に看護の日常に対して謙虚に襟を正す気持ちで望んで立案された目標が、「良い目標」の手掛かりといえるのだと、自分流に納得してきました（それはいかにも単純というご意見もありつつ）。

目標を共通認識させるための「解説シート」

さて、「スタッフが共通理解し、一人ひとりが自分にできることを想像でき、行動できる励みを与えるための具体的ツール」ですが、私は「事業計画」と称して掲げた目標に対する解説（医療情勢からの自院の分析、業務の改善、新規チャレンジ、患者・職員満足、教育面への想いを記した物）を配布し、さらに看護部総会で看護部目標の意図としている成果を説明しています。成果に至るための問題の背景や、病院に及ぼす影響を説明し、行動の動機付けを具体化することで合意を取り付け、その上でスタッフへの期待値を明示しています。スタッフには行動の可視化を促し、それを支援していくことを約束するのです。

可視化の第一歩は、部署が取り組む役割マトリックスの成立であり、それはスタッフ個人が取り組む自己管理シートの成立を意味していることを説明します。シートへのきっちりとした記入が可視化そのものであることを伝えるのです。たった一枚の紙であっても、個々の思いが詰まっている「形あるもの（シート）」が制作される喜びを感じることが成功体験の一つとも考えられますので、それを全員が決め事として実行していきます。

可視化の次なるステップは、スタッフ自身が作業の進捗を形にしていくことです。自己を勇気付け、自己の可能性に希望が持てるようになるためには、欠かすことのできない作業といえるでしょう。これらに対する支援は、私自身がスタッフの成長の過程に介入している実感をより強くする瞬間であり、仕事の楽しみ、やりがいの一つになっています。

「やってあげては成長しない」を教訓に、一緒に考え、じれったくても待って、待って、待ちくたびれるほど時間はかかってしまうこともありますが、スタッフの発想を引き出して現実にしてやることに、私自身の満足度はかなり高いものになっていきます。スタッフの成功は自分の成功でもあり、感動を共有することがポイントなのだと感じています。私のモットーは「怠けることは許さない」、「ありったけの知恵をめぐらせよ」、「完璧ばかりを望むわけではない」。

それでできたものなら、不足があっても歓喜の大成功だということなのです。

PDCAサイクルを断ち切らない

どこにでも出没する「おせっかいおばさん」は、1年をとおして組織に向けた、または部署に向けた、さらに個々に向けたPDCAサイクルを断ち切らないようにしなくてはなりません。そのため、自分自身が打ち出した事業計画を、目標面接の時々では自ら立ち戻り、方向を間違わないように意識的に再確認しています。過去には看護師の思わぬ大量離職により、目標の修正を強いられたこともありましたが、「稀な事例」としての枠組みに整理し、挫折感を持つことなく立ち向かう不屈の精神と、他部署の励ましや協力で乗り越えられました。全部署で取り組む目標管理とは、組織のゴールに向けて「異なる職種」の人々が資格や立場を使い、「同じ意識のテーブル」で一つの成果を終結させていくためのものです。しかし、それ以上に相手の立場を共有できるという素晴らしさを実感し、感謝の気持ちに浸ったこともあり、断ち切らず諦めなかったことに大きな意義を感じました。

クリニカルパスで言えば「パスの離脱」という事態ですが、このようなことにはまだ行き着いたことはなく、バリアンスの発生に対してアウトカムの修正を行い、軌道は外さない方向で対処できてきたと思っています。

ちなみにこの大量離職は「病院機能評価受審」半年前のイレギュラーだったわけですが、見事、全部署によるフォロー体制により、これまで以上の団結力で一発合格を手にすることができました。これはまさしく、連携以外の何者でもない成果であったことの証明となりました。先に述べた成果達成に至る思案は、「複数の選択肢」を考えておくことが非常事態発生時のポイントとなります。

慌てず、投げ出さない対処に転換していくツールこそPDCAサイクルであり、事態を正しく評価して修正し、考えるという行為を断ち切らずに続行することは、とても大事なことといえます。自分自身をコントロールしていくためにも、このシステムを一つの道具として、最大限に活用してきた結果だったのではないかと痛感しています。

一年の総括は創造的な可視化がドラマを生む

目標管理による医療の質向上への取り組みは、さまざまな視点から多職種のスタッフにより行われているため、全ての結果を把握することは困難といえます。そこで、日々のマネジメントがどのような結果を迎えたのか、明文化による説明を求めていきます。これが「事業報告書」と称する伝達ツールです。

部門・部署・委員会は、同一フォーマットによる記載様式に従い、目標による成果を説明責任とともにしっかりアピールしていくものです。失敗もあり成功もありますが、仮に失敗したとしてもその取り組みのプロセスが重要で、理解する姿勢が大事なのです。そして次につなげる助言や支援をしていきたいのです。

中には、まとめ方がうまくない部署や委員会もあり、まるで何もしなかったかのように思われてしまうような場合があります。こういったとき、これらの伝えたいことを具体的に引き出し、導いていくことも、私自身のやりがいとなっています。ここで一つのまとめ方を習得できれば、次回は考える力やセンスを身に付けていきます。

可視化することでいろいろなドラマが想像でき、ねぎらったり、激励したり、叱ったり、人と人との仕事上の関係を厚くしていくと思えるのです。

看護部長の目標管理は、完結することのない取り組みだと思っています。どのように自身の目標管理をやっているのかといえば、スタートとゴールに区切りはなく、あえて言うならば自分マネジメントを確立することだと思っています。

病院目標達成に向けた大目標を掲げても、スタッフが共通理解し、一人ひとりが自分にできることを想像でき、行動することが現実的にできなければ、「絵に描いた餅」になってしまいますから。

そのためのツールを顕在化させて守りきることが、管理者の任務でもあるのです。

医療を取り巻く時代のニーズや、医療情勢に追い付いていくためには、前年度に残された課題をそのまま今期の目標に掲げていくというのも、考えものなのではないでしょうか。

病院・部門・部署の課題は、「こうあるべき・こうでなければならない」という現代社会を背景に、一つひとつを「描写」していかなければならないことに気付くことが大切です。ここに新たな「強みと弱み」の発見ができるもので、より具体的な課題抽出ができ、目標の設定が明確になっていくと思うのです。

看護部の改革は、どこを攻めれば自身の理想とするビジョンに近づけるのか。毎日が試行錯誤の挑戦ですが、私自身の「諦めない気持ち」が継続していくように、工夫を凝らしていくことが最も重要なことだと、自分自身に言い聞かせる毎日です。

目標管理は「目標による自己管理」システムであり、自分の成長を自分で管理するものです。私自身が自分のキャリアに合った目標を立て、部下とのパートナーシップで病院の目標達成を図りながら、私自身が一番「やりがいを感じながら」働くことができる、ということを考え、自分自身をスタッフ同様に「大切に・いたわって・褒めてやって」折れない看護部長で存在することが、最も大事な目標なのではないかと自負しています。

5　私の必須アイテム

「ホウ・レン・ソウ」の文化

「いい加減な職員をつくらないために、いい加減な管理をしない」。

この教訓は、自身に言い聞かせながら貫いてきたことです。貫くというほど格好の良いものではありませんが、その時々にない知恵を絞りながら、少なくとも怠け者にはならない意識でひたすら自分にできることを行動してきたと思います。

いい加減な管理とは、厄介な問題に妥協したり、先延ばしにしたり、聞かなかったふりをしたり、できそうな人に丸投げしたり、現場に足を運ぶこともなく、机上の管理に擦り替えてしまうような管理のことです。

例えば、新人育成というのはマニュアルどおりにいかないものです。

デリケートな問題を解決しながら、大事に育てなければ壊れてしまう現代のたまごたちの育て方は、とても厄介な問題です。教育担当者に丸投げし、「仕事は自分の目や耳や口を使って覚えていくもの、技は先輩から盗んで覚えていくもの、放っておいても成長するもの」などと、昔気質の職人の棟梁が言うようなもっともらしい語りでやり過ごすことは、「怠慢」の一言に尽きるのです。教育担当者の重圧を真剣に考えることが、問題に対する適正管理につながります。要するに、教育担当者とのチームプレーを実施するシステムの構築と活用に自分自身が加わることで、新人の抱えるリスクも同時に回避できるのです。

新人の退職・うつ病、さらには指導看護師のうつ病などは、毎日のきめ細かい関わりが安定した臨床現場をつくり上げ、予防につながるのです。「新人の定着しない病院」などという世間の悪評が立ってからでは、修復するのに現状の何倍もの苦労が待っています。傷口は小さいうちに手当をすれば、大きなリスクは避けられます。

看護管理者の皆さんは、誰もがいくつか心に後ろめたさを残している、苦い経験があるのではないかと思います。私の場合はこれが一度や二度では済まず、この後ろめたさをどう埋めていくべきかと考えたとき、その答えが面倒なときほど「いい加減な管理をしない」という結論に達したのです。

その最も重要なポイントは、何はなくとも「ホウ・レン・ソウ（報・連・相）」であることを、強調しておきたいと思います。

当たり前と言えば当たり前の「ホウ・レン・ソウ」ですが、しっかりと機能しているかいないかは、別の問題だということを示しておきたいと思います。

まず質の高い「ホウ・レン・ソウ」にするためには、部下からの情報に付加価値をつけることが大切です。部下の報告、すなわち情報提供は、看護管理者である私自身が問題の解決に向けた意思決定をしなければならない重要なサインであることを、予期しなければならないのです。

しかし日頃、看護管理者の苦情や愚痴、不平・不満などが入り混じっていると、部下が上げてくる情報提供はブラックホール化してしまい、「何の決定もしない」、「方向付けもしない」、「付加価値も付けない」、いわゆる情報の垂れ流し状態に陥っていることに気付くべきなのです。「ホウ・レン・ソウ」は組織の基本ですが、「質を高める情報提供の仕方」について考えてみることは、管理職として全ての問題解決に共通する、重要な取り組みだといえます。

そもそも「報告」とは、仕事の依頼を受けたとき、必然にその義務を負うべきもので、リアルタイムに情報提供が行われなければなりません。そして「連絡」、「相談」は、仕事の質を上げるために情報共有するという点で同じように重要性を持っているのです。「連絡」とは、上司の意思決定の質を高めるために、スタッフ側から自発的に情報提供をすることであり、さらに「相談」とは、仕事の質とその意思決定の質を高めるために、情報を得ようとする行動なのです。これらのことを踏まえると、スタッフからのさまざまな報告に付加価値を付けられないことは、看護管理職として大きな仕事の道具を失うことになるのです。この「ホウ・レン・ソウ」をうまく行うための訓練を意図的に実施し、自分を含め、全てのスタッフの「ホウ・レン・ソウ」に対する力を付けていく必要があると思うのです。そういった現状の中で、私が描いた民間病院の看護部組織に備えたいと考えていたことは、マイナス思考からプラス思考へ移行する文化、人としてあるべき姿を追求する文化、集団から個人へと移行する教育文化、任せても放任しない文化、コミュニケーション文化であり、誇り高く看護する看護師の品格といえるべきものなのではないかと考えたのです。

「待って、見守る」集団の文化

厚生労働省の統計では、精神障害が原因で労災に認定されている件数は、年々増加傾向にあります。そういった情報を他人事ではなく受け止められるようになったのは、医療の現場で共に働く仲間がメンタル不全に陥り、今までの人格までが失われてしまったかのように変化した個人との対応を、余儀なくされたことがあってからです。

仕事のみならず、個人を取り巻く周辺事情に存在する、さまざまな「気掛かり」や「抑圧」に追い詰められてのことなのか？　と、深く理解のできないまま上司として2年間余り関わった経験から、少しだけ分かったことがあります。彼女は働くことの意味を失いかけていましたが、しかし「働かなくてはいけないのに気持ちが付いていかない」ことへの焦りといら立ちが、症状をどんどん悪化させていくように思えました。長期の休業を提案しましたが、私自身はそれを提案してよいものか、それともその提案がますます彼女を追い詰めてしまうことになるのか、言葉の一つひとつを選びながら、ゆっくりとした時間の流れの中で、静かに傾聴の姿勢を貫きました。そして行き着いた答えは、彼女に安心感を与えながら、気持ちを理解しようという思いで見守ることが、最善の関わりではないかということでした。

結局、病院という人の命を預かる職場に、看護職としてこのままの状態で仕事を続けるということは、彼女にとっても患者にとっても不幸な結果を生む恐れがあることを認識させることで気持ちを落ち着かせました。1カ月に1回、第1月曜日には電話をくれることを約束し、彼女に長期休暇をとって治療に専念してもらうことにしました。

現在、彼女は2年2カ月ぶりに職場復帰を果たし、以前と同様にハツラツと勤務しながら、中堅看護師である役割モデルをしっかり果たしています。「自分のライフスタイルと組織との関係」は無縁ではなかったという実感を話してくれました。「心の健康管理」はもちろん個々の問題ではありますが、メンタルヘルスの問題は病気の領域であると同時に、組織の経営体質にも大きく関係していると思うようになりました。

管理職として、この2年2カ月の間「対症療法的アプローチ」に徹してきましたが、同時にこの対応を任された私の立場から考えさせられたことは、「メンタルヘルスにはトップの姿勢」が大きく問われている、ということです。具体的に言えば、このメンタルヘルスの問題については、日頃からの予防的対応を含めて考えていくことが重要であり、組織の課題・キャリア形成の課題など、専門職集団にとっては外すことのできない、誰にでも起こり得る問題であること、そして経営に参画している管理職は、過度の期待を一方的に押し付けてはならないことなのです。

そのために、経営マネジメントの中で職場のメンタルヘルスに関しては、「個人と組織の関係」を多面的に考え、議論していくファシリテーターの役目を主体的に担うことが、看護管理者に求められているのではないかと思うのです。

一方で世間では、医療現場の労働環境として、「長時間労働・サービス残業・過労死」などの問題が取り上げられてきました。メンタルヘルスの問題はそこに集約されるきらいがありますが、そればかりではないことも分かりました。

今回のメンタルヘルスを彼女の側から見ていくと、病院という組織、看護部という集団の「束縛」は、組織が要求する側面だけではないということが彼女を通じて分かったからです。このケースの場合、冷静に傾聴していると、彼女自身が自分と組織を過度に同一化させていることが原因の一部とも考えられました。

そこで私が教訓としたことは、とかく看護職はまじめで勉強家が多い集団です。だからこそ部下である看護師たちに語ってきたことは、自分自身のライフスタイルと組織との距離感を節々に見つめ直すことが大切だということです。

所属長の立場にあるものは、部下とのコミュニケーション能力が不可欠になっていることは周知のとおりですが、「対症療法的アプローチ」に徹した経験から言うと、まずはスタッフとの会話を避けてはなりません。管理職は自分が必要な情報のみに飛びつく傾向がありますが、それでは駄目なのです。スタッフの会話に敏感に反応し、「和み」の空間をつくり出すことも必要なのです。フレンドリーすぎるのはいかがなものか、という意見もあるかもしれませんが、役職や仕事上の立場はいったん棚に上げて、ざっくばらんにスタッフの本音を引き出せる人間関係を構築していくことが、重要になってくる場面もあるのです。

このことに関する自分流の方略は、目標管理面接などの計画の進捗状況やプロセス上の問題点については、その役割である直属の上司にお任せして、私は師長の補佐的役割を果たせるように、ひたすら「最近何か良いことあった?」、「今、夢中になっていることは何?」、「これから何かやりたいことはあるの?」という、3つの質問をさせてもらっています。

いつもこんなことを聞いていると、スタッフは拍子抜けした様子で帰っていくのですが、年に何度か行っていると次第に良い顔になって、いろんな話をしてくれます。そうするとこちらもうれしくなり、会話が弾むのです。こういった雰囲気をベースに、日常業務の活性化を推進しています。これは、お互いが相手を理解する時間を共有するという目的と、二次的にはスタッフのストレスが不安定になった場合に、その状態の把握や悩みの原因をより深く理解することにつながり、早期発見・早期対応の手掛かりとなることもあるのです。

看護部長として、人材マネジメントの運用の中で、看護職員の「気持ち」、「気分」をどのように知り得るかが、メンタル不全予備軍のSOSサインを見逃さない最大のリスクマネジメントだと考えています。裏を返せば、それが日常的にできる限界であると言い換えることができるのではないでしょうか。

第3章

「七転び八起き」の諦めない挑戦

1 「リアル感」を高める現場教育の魅力

現場実践の教育こそ私の原点

最近は看護師の高学歴化や専門職意識の高まりに伴って、自己啓発や生きがい、やりがいに対するニーズが高まっています。「自分の潜在的可能性を開発し、課題を達成することにより仕事に対する満足感を高め、それを生きがいにつなげる」そういう自立した看護師が増えてきたのではないかと思います。看護大学を卒業した新人を始めとして、若い看護師が臨床看護を通じて、看護観や価値観について悩んでいる姿に出会うと、圧倒されながらも自然に頭が下がります。当院にもそのような看護師が働いていていたらずいぶん心強いことだろうと思う反面、そんな私自身も看護というものを深く考えるようになったのはずいぶんと年月が過ぎたころでしたから、立派なことは言えないのですが……。

主体的に自分の看護観や価値観を成長させ、人生の目標をつくれる看護職で職場があふれていたら、看護教育や看護管理はずいぶん成果を上げられるのでしょうけれど、そんな優等生は一握りでしかないのが現実であり、厳しさです。看護師も介護職もクラークも、皆が働きがいのある職場環境をつくるという視点で問題解決に取り組み、看護管理を全うすることは、やはり簡単なことではありません。さらに理想論ばかりを唱えている看護部長では、現場不適合の烙印を押されてしまうという「現場主義」を求めているのが、民間病院の特徴です。

私自身が教育されてきた教育システムを思い浮かべつつも、民間病院での現状に合わせたオリジナル看護教育の定着を目指しました。移籍当初の数カ月は新参者として好奇の目で見られていましたから、良くも悪くも私という人間に興味や関心を持たれているタイミングで大胆な教育改革を打ち出すことにしました。先にも述べたように「無秩序・無責任・無関心」体質に対する看護教育は、そのプログラムに大きな特徴がありました。それは全て「手取り足取り」の実践による教育から始まりました。日常のさまざまな場面に顔を出し、現場の世直しを推進するとともに、師長の役割や機能、個々の役割や責任を教育していくことは、有効だったと振り返ることができます。そんなことにいちいち看護部長がお出ましですか？　と「嫌み」の一つも言われながら、大小さまざまな事件に首を突っ込み、現場教育を実践する当事者として、問題事例への対処に励んできました。

そして、その方法を当該部署の看護師長を伴い「やって見せる」というスタンスで、うるさいくらい「言って聞かせて」をスパイラル的に繰り返し行ってきました。教科書やその理論で言うよりまずやって見せる、「どうやって解決していくのか、よく見ていてね！」といった手本となり、次に「やってもらう」という方法はとても効果的であったと思っています。実際の事例が目の前に存在しているわけですから、いつも「真剣勝負」でした。

私自身も見られているという特別な意識も働き、緊張した日々を送りました。このように現場との関わりが深まるほど、それぞれの部署は自部署が「問題解決能力の乏しい集団」であると自覚し、やっと病棟師長の危機感に火を付けることができたのです。

手取り足取りの現場教育

男性が中心の職場では、職員がストレスを抱える要因として、仕事内容や業績の伸び悩みといったことが多いそうです。私には仕事人らしいストレスであり妙に納得できますし、その会社や世の中と戦っている姿が会社人間のプライドを語っているようで、少しカッコよく映ります。実はこの「男性社会のストレス」ですが、少し前に私自身も襲われたことのある怪物でもありました。「仕事にも自分にも負けない、まだまだ頑張る」という負けん気で戦っていた覚えがありますが、それに比べ女性が大半を占めている看護部門では、ストレスの要因は人間関係が第一に挙げられるそうです。

それは納得できることで、それを物語るような職場の重い空気を感じることはよくあることです。「プライベートなことですから！」と言いながらも、いったん絡んでしまった糸はなかなか解けず職場に火花が散ります。

この問題が看護師や介護職の離職率と深く関わっていることは間違いありません。いくら新人が入ってきても改善されない職場風土がある限り、離職問題は後を絶ちません。仕事ではなく職場風土が合わないということが退職の理由であるならば、まさしく組織的問題です。看護管理者として繊細な気配りで院内の風紀を監督しつつ、隅々まで見渡し「未熟な後始末」の仕上げをしていく感覚で、「手取り足取り」の現場教育に自ら出向き、実践してきたわけです。

同僚の名前、業務内容、患者の名前、これらのことを今、真剣に覚えなければならないのに、人の私生活を知りたがったり、他人の行動がやたらと気になったり、一つのチームでいればよいものを、わざわざ小グループをつくり砦を築いて情報操作をしてみたり、ストレス要因をつくり上げる仕掛人も組織の中には必ずいるのだということを認識しなければなりません。

そんな余分なことや脇見をしている暇などないはずなのに、なぜそんなに人のことを中傷したいのか、なぜそんなに無理をして自分をよく見せたいのか、その心理を分析すれば答えはあるのでしょうが、それを考える前にあまりに違う価値観や仕事観を持つ職員に疲労感を覚えるばかりでした。誰にでもさまざまな関心事があると思いますが、過剰に反応するのは、やはり女性特有の行動であることは間違いありません。仕事を仕事として捉える意識、報酬に見合った仕事をする意識、資格者として採用されたことの自覚、この「意識の埋め込み術」は緊急を要しました。

看護管理者としての責任を遂行するためには、スタッフに良質な仕事をしてもらえる力を持ってもらうことが重要です。そのためには「スタッフ教育を充実する」という自分の課題に置き換えることが必要なのです。私の場合、どんな仕事をしてほしいかを伝える手段に現任教育を計画し、現場でスタッフと一緒に実践してきました。

最大のパートナーとなる「師長づくり」

現任教育の最初のキーワードは、私とあまり違わない看護観、価値観、仕事観で仕事をしてくれる管理職の存在を発掘することでした。それは着任以来、最大の関心事でした。着任後1カ月で病院長の理解と協力をいただき、当時の看護師長・主任の再人事を実施しました。管理教育（ファースト・セカンド研修等）を受けている、または過去に管理職経験があるという看護師は一人もいない中で、新しいスタートを切ったのです。このことから、まずは管理職の育成にポイントを絞って師長教育を優先していきました。

病院組織を構成する人材の大半は看護職であり、院内にリーダーシップを発揮しつつ業務改善していくチャンスやタイミングを図れる師長職の育成は急務でした。

患者の24時間を見守り、援助している立場から、より多くの患者情報や隅々に至る施設環境の変化までも敏感に察知しているという、「もともとの素質」を持ち合わせている人材を師長として人選しました。管理的視点に加えて危機的意識・経済的意識などに関心を持たせ、高めることで、「師長の自覚を促す教育」につなげていきたいと思いました。師長として管理業務という新たなジャンルを知ることで、仕事へのモチベーションを高めていける人材と見込んでの人事でしたので、その成長が待ち切れない想いで支援しました。

管理の仕事を習得しつつ課題に追われる日々と、少しずつ習得した知識が経験と交じり合い現場の知恵に変わっていくことを実感したとき、管理が楽しくて仕方がないというときがきっとくるという私自身の経験を踏まえ、その成長ぶりに大きな関心がありました。

自分のことはさておき、師長たちの実践的訓練は現場の日常的出来事をとおして行われました。病棟の中心者としてスタッフ個々が持っている情報を統合することができ、事実を着色せず問題の本質を間違わないよう対処する訓練を積むことを繰り返し行いました。できなくても、意図的に関わる意識さえなくさなければ、当人の問題意識は感度を上げていくと考えたからです。私も日々の患者管理・職員管理・施設管理・物品管理・時間管理・情報管理など、病棟業務を支援しつつ、問題事例に対する一例一例の実践的アドバイスを行い、ともに問題解決に当たってきました。

このような中でさまざまな情報を整理した上で、師長から発信される「報告・連絡・相談」は次第に量を増し、質を上げていきました。私自身が看護管理を遂行していく中で重要な羅針盤となっていったことはまぎれもない事実で、喜ぶべき成長の一つでした。

以前に読んだ書物の一節に、看護管理とは「要求される看護の仕事を、最小限の時間、エネルギー、経費、人員をもって一般に承認される程度の看護内容を実行することである。またもう一つには、管理とは他の人々によって仕事をしてもらう過程として定義されている」ということが書かれていたことを思い出しました。やはり師長の育成は急務であり、師長とは何に関しても重大な影響力を持つ役職であることを伝えていかなくてはならないと思いました。

人事より1年が過ぎようとするころ、師長たちに自分の病棟を守るという意識が芽生え始めました。看護部長に対する報告や相談、そして交渉ごとが増えてきました。私はそれをなるべく平等に聞かなくてはなりませんが、交渉力の必要な場面で日本人特有の「察する文化」を前面に出して謙虚さをアピールしても、まず「得」はないといえるでしょう。アサーティブな自己表出は師長に欠かせない能力の代表といえます。これを身に付け、自分の病棟が忙しいなら、それをどのくらい科学的に説明できるか客観性のあるデータを準備し、しっかり交渉することです。そして看護部長はそれを科学的に分析し、評価できるかということがさらに重要な点でもあり、お互い勉強です。

実践的教育には貪欲さも必要

実践的教育を一つの例をもとにお話ししますと、例えば看護部の超過勤務時間合計とその内訳を病棟別に明確に分析した上で、同時に診療技術部（検査・放射線・薬局・栄養）や事務部（医療事務・一般事務・医療相談室）との比較、分析も当然行っておくことが大切です。時間外はただ単に忙しさを語るデータではないことを認識してもらう必要があります。忙しさの他に何があるかといえば、言わずと知れた「個人の能力」、「部署内のシステム」にも大きく関係していることを示唆しています。それと忘れてはならないものに「部署内の職場風土」が時間外勤務に影響を与えていることもあるのです。

今日は入院も退院も多いし、検査も山のように予定されているけれど、「気を引き締めて頑張ろう！」という気迫に欠けダラダラと仕事をしていると、超過勤務は軒並み突出していくことになります。そこで総時間数より1人当たりの1カ月平均時間に焦点を当て、病院全体の運営データ（延べ入院患者数・延べ外来患者数・延べ透析患者数・食事指導・服薬指導・医療相談件数）と併せて業務量の偏り、または、能力判定までも考察する必要があります。

以前に当院で調査を行ったとき、看護部と事務部の超過勤務合計時間がほぼ同じだったことがあり、驚きと疑問が沸き上がりました。１００人からいる看護部と20人程度の事務部でどうして……？　と、誰もが抱く疑問に釈然としない思いをしたことがあります。看護部は体を張って、看護師や介護職の行う看護ケアを診療点数という明らかな形で病院経営に貢献しています。超過勤務時間は多く、いつまでたっても請求漏れがなくならない医療事務、そして医師からの指示が出ないからと検査や撮影もなく、指示待ちをしている受け身な職員のために給料の確保はしてあげられないというのが本音ではありませんか。

もう一つ例を挙げれば、有給休暇取得率の他部門からの批判ですが、「忙しい忙しいと言いながら有給は看護部が一番多く消化している」との風当たりはけっこう強いものがあります。他部門との比較でいえることは、確かに検査、放射線、医療相談室、リハビリなどに比べ、看護部の有給休暇取得率は高いといえるかもしれません。しかし、看護部の忙しさは半端なものではありませんので、有給休暇取得率が高いからといって暇だと思われては心外です。そのことを理解させるデータが必要なわけです。業務多忙な中でも、創造的な発想で「やりくり上手」な手段を講じている、と言わせるくらいの切り返しができないといけません。

病棟師長の裁量で有給休暇は時間単位の取得をよしとし、切り捨て扱いをしないようにしました。時間単位の有給取得の意義は、乳幼児・学童の子どもを持つ看護職員にとっては、予期せぬ病気や学校行事への参加などで有給消化率は比較的高くなり、中には有給も底をつき「欠勤」が生じてしまう子持ちーズ（幼児・保育園児を持つママさん看護師たち）もいます。仕事に対して前向きに一生懸命頑張っていても、自分ではなく子どものことで欠勤（給料がマイナスされる）が発生してしまうというのは、何とか支援してあげたい気持ちになるものです。病気というのは計画的にはやってきませんから、現場もまた突然のマンパワー不足に苦戦を強いられます。このような状況をお互いのメリットから考えて時間単位の有給利用ができることで「感染症に罹り保育園に登園できない子どもを少し遠い実家まで連れて行き出勤する」、「小学校の授業参観に仕事を抜け出て、また職場に戻ってくる」など、有給の使いやすさがチームの協力体制をより強くしてきたことも意外な成果でした。従って、看護部の有給取得率の向上は決して余裕の人員配置からではなく、さまざまな背景の分析により職員満足度・組織満足度、そして良質な職場風土への将来性を勘案して取り組んだ成果なのです。生産と消費のバランスを根拠に、看護部を取り巻く現状への効果的対処方法を実行できる人材育成を、現場から教え込んでいくことが私のビジョンともいえるのです。

看護管理人と人材育成は、きれい事や理想論ではなく、働く看護師を守りながら、試練を与えつつも管理職としての人格者を育てていくことが大前提であると思っています。

2　民間病院の教育文化をつくるために

いろいろな教育がある中で

『「リアル感」を高める現場教育の魅力』に続き、看護部の教育活動についてもう少し私の考えをお話ししたいと思います。

先輩から後輩へ、多くの場面で「看護の継承」と表現するには適正を欠くかもしれませんが、少なくともいろいろなことが引き継がれています。それが正しいことなのか、完璧なことなのか、あるいは根拠があるものなのか、ないものなのか判明しない事柄もあることでしょう。しかし引き継がれながら経験を重ねていくうちに現状に一致する、または社会に適合する看護の質を確保していくものだと思うのです。ただ組織や施設の違いは「異なる教育文化」を呈していると思います。

大学病院のように教育・研究機関であり教育環境を提供できるところと町や村の中小規模病院とでは、教育の実態にかけ離れた現実があることは確かです。やっている看護教育はずいぶん遅れているかもしれません。しかし、少なくとも他病院と連携をとりながら医療・看護の継続を行うために、恥ずかしくない看護のレベルを保有しなければならないと、目標は小さいながらも、変わらなければならない意識の向上に焦点を当てて現任教育に精を出しています。「できる教育」と「やっている教育」

に着眼し、改善を進めていきました。

中途採用なども多い民間病院は、ラダー教育などは実践的ではなく、指導看護師にも恵まれない状況です。また教える側（伝える側）と教わる側（受け取る側）という関係の中で、双方がお互いの立場を理解しようとする気持ちがどれだけあるかで、臨床現場における実践的教育効果は変わってくるものです。

着任当初のころの看護スタッフは、教育計画書と名の付くたいそうな計画書は相当ではありませんでした。むしろ「相手の話に耳を傾けること」、「相手に最後まで話をさせること」など、初歩的なことですが、なかなか難しいこのテーマを習慣化することで、一方通行で自己完結型傾向の日常であったことに気付かせることが「現任教育」であると思えました。一日一日の変化を期待して、「ドラマ」多き看護現場で自分の描く理想の仲間づくりのために、直接スタッフたちと「とことん関わる」、これが私の看護教育の始まりでした。

「オリエンテーション」事件ファイル

ある日、「私が就職したときなんか、まともなオリエンテーションをしてもらえなかったよ！」などと、勤続1年のスタッフが愚痴っている様子を耳にすることがありました。

どこまで行えば、十分なオリエンテーションといえるのか。師長会では不快そうな空気が充満して流れましたが、覚えてほしいことを伝える側の都合ではなく、受け取る側の立場に立って考えるという視点で、師長会ではオリエンテーションマニュアルの見直しを繰り返し、討議したものでした。それでも受け取る側の大満足はなかったようで、毎年のようにこういった話が非公式にスタッフ間でささやかれていたのです。

「私ができなかったのは、そんなこと教わっていないから……」ということを強調したくて、こっそり仲間内で話が盛り上がっていたのでしょう。

これを少しばかり放置している間に、これらのスタッフは「この病院は、何かとそうなんだよね！」という物語が完成していくのです。この一方的な発言はあまりにもネガティブであり、「この病院は……」という表現そのものが看護部門の職員でなく部外者を意味するもので、入職して1年も2年も働いている看護師とはいいがたいのです。帰属意識のかけらもないといってよいのか分かりませんが、いずれにしても「このまま様子を見ていこう」などと悠長なことを言っていられません。民間病院ではどんなに職場意識を高める努力を積み上げてきても、職員の出入りも多いこともあり、なかなか病院のカラーが定着しないところが欠点となっています。

このように「低きに流れる道」を掘ってしまうようなスタッフは、看護部としても見過ごすことはできないのです。放っておけば、いつハリケーンの目に変わっていくかも分からないのですから。

1人や2人が組織をかき乱してもびくともしない組織が出来上がっていれば、そんな心配は無用の代物です。しかし、発展途上の看護部組織では、早急に対策を講じないと一大事に発展してしまいます。

そこで、そんなジレンマを愚痴っていたA看護師に、当院で毎年4月のオリエンテーションに向けて見直す「看護部ガイドブック」の更新にメンバーとして加わってもらい、作業を手伝ってもらいました。オリエンテーション終了後にはアンケート調査も行いました。そこでの評価はほぼ良好で、順調に終えたと実施側は満足な様子でした。しかし、しばらくするとまたどこからか「きちんとしたオリエンテーションなど受けていない！」という噂が舞い込んでくるのです。

こうなると、制作に参加したA看護師は面白くないわけです。「ちゃんと言ったよ！」、「忘れているだけですよ！」とオリエンテーション担当者としての意見をぶつけていきます。今までと正反対の立場になったわけです。そこで自分が入職時に受けたオリエンテーションと、今、自分が行ったオリエンテーションについて、しっかり振り返ってみることを要請しました。

これはごく一般的で当たり前の教育・指導方法です。しかし、この作業にどのくらいの時間を要しているかはご理解いただけると思いますが、カイドブック再編からアンケート調査、そしてクレームが直接当事者に伝わり、「怒りを感じさせる」ところまで行き着くのに7カ月以上の時間をかけているのです。この一連の過程に継続的にとことん付き合い、リアルタイムに関わることが大切なのです。

相手を尊重し、理解する教育

現場教育を師長とともにやっていこうというこの時期に、「面倒」だとか「あとでいいかな」とか「忘れていた」などという怠慢は看護管理をしていく者として「命取り」になりかねません。以前にも述べましたが、看護管理は「頼れるスタッフ、信頼できるスタッフ」、要するにできる看護師を育て、良い看護、良い仕事をしてもらうことです。日常の問題をテーマにした実践的教育は、一方向型ではないことから「手間暇」がかかります。

結局、先述の「オリエンテーション事件騒動」は看護行為に誤りがあったわけではなく、当院のローカルルールが周知できるように徹底されていなかった、また、一度の説明で次につながらなかったことに、「分からなかったら、やる前に聞いてくださいね！」と一方的に浴びせられた言葉に新人（中途採用者で看護経験あり）は幻滅して、教わった全ての出来事を「怒りついでに」リセットしてしまったという心理的要因も含んだ一つの結果でした。そんなたび重なる状況が、入職後１カ月も続いたとすれば、数カ月後「私たちのときは、オリエンテーションなんてなかったようなもの」という発言に変わっていっても仕方がないかもしれません。

当院のローカルルールの説明不足が相手の看護に対するプライドまで傷つけて、その結果、オリエンテーション全体の評価を落としていったのではないか、と担当者のA看護師は振り返っていました。過去にA看護師自身が同じように話していたころの真相はあえて聞いていません。少なくとも「ハリケーンの目」になることはないというA看護師の成長を、私自身が確信できたからです。

人材育成の最初の課題は「相手を尊重し、その立場を理解できる」ということに気付かせることであり、それをどこまで意識的に忍耐強く指導できるかということだと思っています。

中堅看護師5％の言い訳

「管理」や「教育」は、師長や看護部長だけが行っていくものではありません。

看護の現場では中堅看護師も元気に働いています。この中堅層は師長を補佐し、中堅としての役割モデルを果たしてほしいものですが、ここがいまひとつ軟弱です。その弱々しさにも段階があり、「指導なんて自信ありません」という謙虚というか給料に伴うところの業務違反といえるレベルから、「家のことでいっぱいです」、「何も私じゃなくても」、「教えるなんて、私たちの時代は先輩の技は目で見て盗んだものよ」、「今の子は甘やかしすぎ、こっちがむきになることはない」というレベルまで、ため息が止まりません。

要するに、先輩として継続的に関わり続けることはとても厄介なことであり、面倒なことと思っているのです。実際に迷ったり、悩んだり苦労しているわりには、憎まれ役や嫌われ役を買わなければならないことにも気が付いているからこそ、できれば素通りしたい事柄なのでしょう。しかし、諦めないことです。この中堅看護師の言い分は「どこまで譲れないもの」なのか、確かめる必要があります。「何を言っているんですか、仕事ですよ。それなりの給料をいただいているのですから、嫌だのできないだのと言っている次元ではありません。業務命令です」と言ってしまえば形的には格好はつくのでしょうけれど、それはしたくありませんでした。

以前に何かの研修で、「人は言葉に出して語っているのはたかだか5％にすぎない、残りの95％は語ってはいないものだ」と聞いたことがあります。

ですから、この中堅看護師の現任教育に対する気持ちをもっと広く引き出して、何とか寄り添いながら解決策を見つけていきたいと思ったのです。

繰り返し中堅看護師の話を聴いて、私が押さえた共通ポイントはただ一つ、「どう指導してよいか分からない」という、ただそれだけのことだったのです。「どう指導してよいか分からない」ということが簡単な問題だと言っているのではなくて、「教えることが嫌なのではない」という本音を知ることができ、私の協力者であると救われた気持ちでした。

「どう指導してよいか分からない」のなら、「どう指導すればよいのかを教えればよい」わけです。それなら私に任せて、「分かるように指導方法をマニュアル化しますよ。それならできますか？」と運び、さらにこの指導マニュアルを手掛かりに「自分らしく自由に指導してくれればよいし、全ての責任は私が取ります」という言葉を掛けたことで、「それならやってみてもよい」とちょっと得意げに了解してくれる中堅看護師がいたことは忘れられません。この中堅看護師は現在の教育委員会の草分け的存在で、竹を割ったような男性的で小気味良い指導が人気を呼んでいます。

「頭でっかちな知識人」の屁理屈

インシデント事例の記載・検討は、医療事故防止策の一助として行われていますが、最近では「業務手順は知っていたけれど、時間がなかったから」、「少しくらいよいと思った」など、いわば業務違反である事例が多くなってきていました。思いもよらなかったヒヤリ・ハットに遭遇した経験を、自分以外のスタッフが同じような事態に陥らないように注意を促す、という目的に即していない状況にあることが問題となっていました。

そこで病棟では、この問題をディスカッションすることにしました。この日の勤務者は比較的「若手」が多く、意見交換も活発でした。その中で卒後2年目の看護師が「看護ケアに対する決まり事を完璧に実践するとかローカルルールを厳守するとか、決まり、決まりとそんなことばかりが最重要課題みたいに取り上げているのはおかしい」と言うのです。「みんな忙しい中、それぞれに頑張って働いていているんですから！　良いことか悪いことかを知っていて応用することができる、計画に沿って効率的で効果的なケアができるなら、そんなに目くじらを立てることもないと思います。これでは、みんな伸び伸びと働けないと思います……」と熱弁したのです。

この意見を採用し、「見守るだけでインシデントは減りますか？　いつか大きな事故につながることは絶対にありませんか」と尋ねると、「それは……」と言葉が続きません。

現場教育はスタッフが伸び伸びと育つことを目指しつつも、危機感を常に真横に感じられる敏感な職員体質をつくり、自分に厳しい精神を養うことに重点を置いています。「決まりは決まり」、「ミスはミス」、「失敗は失敗」として正しく受け止める精神と強さを訓練しなければならないと思うのです。

この事実をしっかり受け止め、認めることができ、人の苦しみを思いやり、自己の痛み・つらさを経験し、はじめて「人としての成長」があると思うのです。特に「自分にも他人にも感度の鈍い若者」、

「相手との距離を測れずにいる若者」たちは、バーチャルな体験から「体験したつもり」になって、頭でっかちな「単なる知識」にとどまってしまっていることが多いように感じます。対人関係に不器用な若者は、想像力や包容力に乏しく、扱いづらいことも多いのですが、こういった若者を避けて通るわけにはいきません。だから、徹底的に付き合っていくことがカギになってきます。

3　企業の戦略術から教えられた創造的看護管理～その1～

私が企業経営とその戦略展開に興味を持ち始めたのは、今から約13年くらい前になります。看護部長という職務を与えられたことがきっかけで、企業の人材育成や組織運営に関心を持ち、いくつかの企業ビジネス誌を購読するようになりました。なぜ企業ビジネス誌だったのか？　今回は当時の私の内なる心境を、恥ずかしながらお話ししたいと思います。

１９９７年、私は小さな民間病院の看護部長に就任しました。病院は小規模ながら脳外科、循環器科を中心とする急性期病院であり、ＤＰＣ／ＤＲＧによる診療管理を行っていました。さらに、関連施設には歯科クリニックをはじめ３つのクリニックを有し、その他に特養１施設、介護保険サービス（デイサービス２、デイケア２、訪問入浴１）、訪問看護、訪問リハビリと取りそろえ、アクティブな経営展開を行っていました。

管理職の成果責任の重さ

看護管理者になって、今まではそうむきにならなくても済んでいたというより、誰かがやってくれていたリーダーシップや人材育成・コスト管理などの成果責任も問われるようになり、病院経営への参画という観点から、組織運営に関わる新しい知識や経営の常識などの積極的な習得が必要となりました。そのために管理者研修会への参加、看護管理の書物や関連雑誌の定期購読に時間を割かれるようになり、24時間が日に日に短く感じられるようになっていったのです。

しかし、「にわか知識」がついてくればくるほど「管理理論と現場管理」の矛盾や疑問を目の当たりにし、看護管理の難しさに頭を悩ませました。

にわか知識とストレス

その当時も現在と同様に、書物や看護雑誌は時代を先取りしたかのような「組織構築のための人材育成」や「看護経営のノウハウ」などを話題にしたものが多く取り上げられていました。

当時の病院トップは医師でありながら有能な経営者でもありました。かなりカリスマ的な存在で、その経営戦略は的を外さない見事な腕前だったと思います。「情報の収集と活用で経営の8割は決まる」とよく話していた経営者でしたが、さすがに言葉どおり、情報収集にかける投資は惜しまない人物でした。看護部長向けの情報も山のように発信され、私のメールボックスは絶えることはありませんでした。

経理系・事務系・医事系・安全管理系などが主流で、なぜか看護系が入ってこなかったことは、今でも不思議ですが……。研修案内も赤ペンで「小宮」と印され、病院トップから無言でメールボックスに投げ込まれているのです。こうなると、その研修は参加する以外に選択肢はありませんでした。それも「これ事務長の出番では?」というようなものばかりでしたが、とにかく看護部長であるなら

「記憶し、知識を太らせ、社会情勢や経営の常識が身に付いているのが当たり前」と言わんばかりの無言のメッセージは、本当につらいものがありました。

マガジンからタイムス、各界新聞、ＦＡＸ通信情報などの情報量は膨大で、半端ではありませんでしたが、中でも思考回路が崩壊しそうになった難問は経理や事務系のことで、今まで「お隣さんの仕事」という意識で広く浅く理解するという状態ですから、専門的な話題や用語に馴染めず途方に暮れました。

さらには企業経営のノウハウなどさわりの部分のみ読まされたりしますと、未消化のまま終わってしまうばかりで中途半端な情報挿入がかえって違和感となり、次第に大きなストレスとなっていくのを感じていました。まるでテレビやラジオで「予告」を見て、あるいは聞いてしまったけれど、この先はいったいどうなるの？　というような気持ちになり、「早く知る手立てはないか」、「待ってはいられない」という焦りの気持ちに苛まれたものでした。

時には、意味や理由も分からぬまま「分かったふり」をしなければならないほど追い詰められたこともあります。その状況に納得がいかなくなった私は、どうにかそれを解消するために「自分のレベルに合う情報」をあれこれと探し、解決の糸口をつかもうとしました。当時は、まるで経営者との競争と戦いに、追われるような毎日でした。

企業の実践に習う

そうこうしている間に出会ったものが「企業ビジネス雑誌」だったのです。

さまざまな企業の理念や方針、そして目標達成を図るための具体的戦略術を紹介したもので、私には、少しずつ身に付けてきた知識や常識がつなぎ合わされていく「完成品」を見ているようで、魅力的なものでした。

ここで誌面展開している企業は「世に名を馳せているなじみの大手企業」がほとんどで、何をどのように言っても、それは成功者だけが語れる説得力のある実例ばかりでした。また、それらの情報誌とその編集企画はダイレクトな切り口で小気味良いという印象でした。掲載されているものは、アクティブに変動していく社会情勢にピッタリと張りつきながら、「企業はものをつくるばかりでなく、人をつくらなければならない」という理念で人づくりに力を注ぐ姿が明白でした。

これには私も絶対的に共感するところで、ワンマン社長の鶴の一声で「嫌なら辞めちまえ！」などというのはもっての他、病院にもそんな人……時々いますよね。伸び続ける企業は「人材の確保と育成」や、「安全と環境」を経営の最重要課題の一つとして位置付けていました。

人材育成の一つの例ですが、その目標は実に分かりやすく明確に示されていました。「倫理観と責任感を持って行動できる社会人」、「高度な専門知識、技術、独創性を持ち、現実を直視し、自ら課題を解決できるプロフェッショナル人材」、「先見性、リーダーシップ、バランス感覚を備えたリーダー人材」などの育成目的とその方法論を解き明かしていました。

「安全への習慣付け」というテーマをこれに当てはめてみますと、「階段の昇降には手すりを持つ」、「ポケットに手を入れて歩かない」、「センター内を走らない」、「食事前には手を洗う」など、きわめて初歩的な行為でも趣向を凝らしたロールプレイングによる研修をとおし、徹底した取り組みをするというものです。

まるで小学生にでも教えているかのような研修事例に、驚きと意表をつかれました。この4原則を厳しく徹底させることは「安全・環境」を経営の重要課題とするからこそ本気で臨めるのだと述べ、教育する側も受ける側も共に熱意とやりがいを感じている様子が印象付けられました。

これまでの医療や看護の教育現場では、このような爆発的パワーになかなかお目にかかることもなかった気がしますが、この別世界に私は引き込まれるようにのめり込んでいきました。

人や物から学べる幸運

今もなお、医療の経営者や看護の有識者たちは次々に新しい管理実践の方法を取り入れ、話題化しています。聞きなれない横文字が並び、業界の専門用語やビジネス用語らしい言葉が看護管理系雑誌の中を横行しているのも現実です。カッコイイ文章や記事に納得したつもりになっていては、せっかくの情報も半減してしまいます。

そうならないためにも、医療・看護の専門誌と社会情勢を踏まえ、システマチックな取り組みを公表している「企業誌」とを並行して学んでいくことが、私の管理レベル向上につながる秘訣だと思っています。そして、定期購読し始めて13年を迎えますが、今まで以上に強い味方といえる存在になっています。

未知の世界ともいえる大企業の人事プロジェクトの成す業に、私は当初から尊敬と憧れを抱き続けてきました。中小規模病院群は、これほどまでに人材育成のために徹底したプロジェクトを形成することはあるでしょうか。「組織は人なり」と言うわりには、人材育成のビジョンをどこまで具体的に実践したいと考えているのか、形に示されるものが少なすぎて「本気」が見えてこないのです。そして「部門や部署にお任せ体質」は今も変ってはいない気がします。これが企業の教育・育成レベルに追いつけない最大の理由なのではないでしょうか。

だからといって、それを嘆き、何もしなければ単なる言い訳にしかなりません。看護管理を考え実践していく上で、看護以外の世界でどんな組織づくり・人づくりがされているのかを知ることで、固定観念にとらわれず、組織が背負う背景や成長レベルを考慮しながら、アクティブな発想や段階的な現場管理を心掛けることが重要だということも教訓になりました。

学校を卒業してから数十年、学ぶ機会というのはなかなか向こうからはやって来ないものです。学生のころはあふれるほどの学ぶ機会がありながら、当時はそれをありがたく思うどころか、時には厄介な脅迫者のようにさえ感じたものです。今になって、ようやく人や物から学べることを幸運と思うようになりました。「目標は高く」といいますが、勉強嫌いの私も目的意識や目標があると、主体的かつ行動的に動けるものだとつくづく実感しているところです。

仕事循環サイクルの再確認

さて、企業誌にはほかにもたくさんの「気付き」を与えてもらいました。仕事の進め方として、基本となるPDCAサイクルの活用は、常に取り組んだ仕事や企画に対して目的から外れることなく遂行し、専門的にきちんと評価するということを忘れてはなりません。PDCAサイクルという仕事循環のシステムは多くの人々が活用していると思いますが、私も師長たちに「仕事はやりっぱなしにしない」という具体的指導に用いています。当たり前のこととは言うものの「やったつもり」になっていることが多いのではないかと反省を促されたりします。

計画・実践・評価・修正のサイクルを正しく運用するに当たり、特に評価に当たる部分を詳しく学ぶ必要があると思うのです。評価するためにはその根拠となる分析が最も大切な要素であり、もたらした結果をどう分析できるかが次のステップとなる妥当な修正へとつながります。目標設定に際して、組織や部署あるいは個人の「強み」や「弱み」を分析した上で設定していくことが、より現実的な成果を得やすいといえます。

この期待する成果は、目標設定時の課題をどのように解決してきたかというプロセスも踏まえて評価することが、根拠のある分析となり得るのだと気付かされました。要するに評価は次へのステップであり、漠然と結果だけを見るのではなく、その作業において専門知識やマネジメント手法などの習得や社会情勢への視野を広げ、さらにそれらを日々更新し続けながら妥当な評価を導き出すことなのではないかと考えさせられました。社会も人も時間とともに生きて変化しているということを、常に企業は意識しているのだと教えられました。

生きた教育のエッセンス

教育は目的は同じでも、その方法や形態はずいぶん変化している気がします。「生きた教育」を実践するとはどのようなものなのか、各論に迫るところを知りたいと思いページをめくってのめり込んでいると、答えはそこにありました。

新しい育成法の導入やさまざまな工夫を凝らした研修のエッセンスを惜しげもなく紹介していて、メニューは非常にユニークなものがあちらこちらに散りばめられ、興味深く参考になるものでした。何より楽しそうな企画に魅了されました。

とりわけ新人看護師は、社会人への環境変化にスムーズに適応させることが必要となります。仕事の進め方・基本姿勢・態度について指導を入れるのは、プリセプターが一番近い位置にあり自然体ですが、マナーの習得（あいさつ、言葉遣い、礼儀作法、電話対応、時間厳守）から始まり、病院や部署の規則（就業規則の順守）や仕事への取り組みの姿勢（時間管理、優先順位、業務改善提案、積極的姿勢、生きた教育のエッセンス）、最後に実務知識・基本動作（報告・連絡・相談の徹底、文書作成や取り扱い）など、一度オリエンテーションで話したとか、ガイドブックを渡しただけでは「やったつもり」、こちらの一方的な満足でしかないのです。

医療の現場において最も重要視されるチーム活動の中で、この基本を学ばせます。新人研修でコンセンサスゲームというものを紹介していました。これは10人1グループで、ここに指導者1人がついて「砂漠ゲーム」を行うというもの。砂漠に不時着した10人の乗客が生き延びるために、携帯している荷物のどれを持っていったらよいかを考えるゲームです。

コンセンサスゲームの進行役は指導者が務めます。グループの中でどんな役割を果たしているか「気付き」を与えながら、「仕事の進め方や基本姿勢」を学ばせるのです。

このような研修モデルからヒントを得ながら、現場に対応する人材の育成に励んでいます。

4　企業の戦略術から教えられた創造的看護管理〜その2〜

人を育てる歴史と伝統

前項の「その1」では、企業における「生きた教育」について学んだことを紹介しました。企業の中で展開されている、卓越したチームによる人材育成プロジェクトは、民間病院では手の届かないお話です。しかし、そのような中でも看護の人材育成用にアレンジして活用できないか、もっと具体的なノウハウも身に付けられないかという思いで、今までやってきました。ものまねの域にも達していない現状でしたが、まずは行動あるのみ。帰属意識やプロ意識などを開花させるような人材育成の成功事例からは、その方略を部分的にチョイスして看護教育に取り入れたこともあり、おかげでマンネリ化せず、常にわくわくするような新しいチャレンジを経験できたと思っています。当時はチャレンジする一つひとつが全て勉強で、多くの失敗もありましたが、少なくとも前向きに試行錯誤を繰り返し、世の中という大海を知ることで「考える管理」が少しずつ理解できるようになりました。

企業では「社運を賭けた仕事」として、人事部や研修担当者がその任務を遂行しています。会社カラーを全職員に根づかせる「筋金入りの人材育成プロジェクトチーム」が育成する人材とは、理念や方針を共有する質の高い人材であり、質の高い職場風土を構築するもととなり、それが日本を代表する優良企業の地盤を築いていることが分かります。しかし、プロジェクトといっても社員である個々が形成する集合体であるわけで、要するに会社のため、部署のため、自分のためという帰属意識とプロ意識の高い個々の人材の質にかかっているといえます。

プロジェクトを立ち上げれば成功するものではないということです。従って、プロジェクトがないから教育もまともにできないなどという言い訳は、しないことにしたいと思います。企業も七転び八起きの歴史と伝統が、教育をはじめとする一連の成果を生んでいるのだと考えれば、早くその歴史の一歩を踏み出さなくてはならないと思うようになりました。

人間の理解は永遠のテーマ

人材育成のもととなる人間の理解というテーマは永遠です。相手を理解して受け入れることから対人関係は始まるといいますが、その「相手を受け入れる」とはいったいどう接するべきなのか、すでにそのあたりから進めなくなっている状況があります。

特に新人の場合、コミュニケーションが非常に取りにくくなったという印象があります。リアクションも薄く、言葉や感情を使って相手に伝えたり、逆に相手の表情や言葉から気持ちを読み取るということがとても苦手のようです。結局のところ何を考えているのか分からないと、師長や担当者たちは嘆いています。自分の目的以外のことには関心を示しませんし、その上、関与してほしくないというオーラを漂わせているように思えてなりません。その一方では、早く一人前になるための自己成長への欲求だけは強いように感じます。

社会人としての基本行動である規律やマナーの習得もままならないのに、「義務に鈍感・権利に敏感」、「他人に厳しく・自分に甘く」という人も以前に比べて多くなりました。現に指導を受ける立場でありながら、さまざまな研修場面で「遅刻や居眠り」をしても反省する様子は見られず、研修終了時のアンケートに「講義は時間厳守で終わらせてほしい」と目を疑いたくなるようなことが書かれていたときは、全くあきれてしまいました。

こういった「若者」（現任看護師の中にもまれにそういった例外はいます）は、時代が生んだ社会現象の一つだといわれているようです。物事全般にわたり、他力本願的・他人事のように飛び交うこの言葉に、何ともいえない空しさを感じています。

私が育った昭和の時代には、こんな複雑な子育て論は存在していたのだろうかと考えさせられます。豊かになった社会の大きな忘れ物が今、見つけられたようなものの、これを拾うのは職場なのかと、なぜか釈然としない思いは否めません。

ゆとり教育と呼ばれた「個性の尊重」という学校教育や子育ての結果は、「何かに強制されることに強いストレスを感じる」という人をつくってしまったのではないかと思えますし、それに加え、売り手市場の就職活動は「病院から選ばれるのではなく、自分が病院を選ぶ」という構図となり、病院側が一生懸命説得して学生に入職を決めてもらうという実態があります。

さらに携帯メールやネットなど、言語を通じたコミュニケーション不足を生んだ環境や、「ＫＹ」（空気を読めない……）の流行から受ける、「目立った意見を言う」と集団から違う存在と見なされることを恐れ、その場をやりすごすようになった時代の傾向など、複雑な背景を理解することが「相手を受け入れる」ということの答えであるように思います。その上で「強み」と「弱み」をしっかり分析し、教育すべきことは親でもなく社会でもなく病院（職場）が徹底的に行い、看護職としてのプロ意識を植えつけなくてはなりません。

看護師不足は最重要課題としてまだまだやむことはありませんが、だからといって腫物にでも触るような扱いが、お互いの利益を生むことはありません。忍耐強く繰り返し行うスパイラル的な指導が必要なのではないでしょうか。

親愛なる君に教えられたこと

少し脱線しますが、わが家の娘も6年ほど前に大手企業に就職し、新人として奮闘していました。2007年の12月に米国から帰国して、製造業界の本社勤務が決まり、その翌年4月から社内研修・工場実習・販売店実習と初体験ばかりの半年間を送ったのち、9月後半になってようやく配属先が発表され、部署の一員として業務に就いたようです。このT社では、新入職員は毎年千人くらい採用されます。その内訳は大きく分けて技術職8百人程度、総合職2百人程度の採用枠で募集されているようでした。

就職活動を「就活」と言うのだそうですが、娘もこれを人並みに経験しました。私は「就活」などという経験はありませんから、その過酷な現実や苦労に鈍感でのん気に見守っていましたが、考えてみればこの就活がうまくいかなければ「就職浪人」となるのかと思うと、「あなた、大丈夫？」と初めて心配になったりしました。企業というところも、最近では買い手市場から売り手市場に転じているそうですが、それでもまだ就職浪人は存在するようです。そういった点では看護師の世界は就職浪人などあまり聞かない話で幸せなことです。今後もしばらくは売り手市場が続くことでしょう。

通常ですと就活するといえば、たいていは3社や4社はエントリーするものです。もちろんそれ以上の場合もありますが、ご多分にもれず娘も4社のエントリーを済ませ、東京・名古屋・大阪と面接のスケジュールや志望先の内定発表日と意思表示をするタイミングの駆け引きに悪戦苦闘していました。一次面接を通過しても、第2、第3面接日が別の企業の面接日とバッティングしたり、時間の選択までは考慮してもらえても、どちらかの企業が時間の都合がつかず、面接を断念しなければならない事態になっていたようです。さらに、最終面接のあたりまでくると、第1志望の企業の合否が2日後に出るのだけれど、すでに内定を取り付けた第2志望の企業は今日中に意思表明しなければならない、と2日間も待ってくれず、苦渋の選択を強いられるわけです。

このような場合、どう考えても第2志望の企業に承諾の意志を伝えるという安全パイを選択することが多いと思います。当然、娘も同様の選択をしましたが、2日後、第1志望のT社の内定を受け、社会人としてはじめての道徳的危機に陥ったというわけです。第2志望のH社も第4面接まで人事部と関わってきたわけですから、一度限りの出会いという状況ではなく、お互い多少の人間性に触れ、感情移入している状態でもある中、「内定ありがとうございます。ぜひよろしくお願いいたします」と応えておいて、第1志望の内定が取れたからといって「やっぱり、お断りさせていただきたい」とは言い出せないものでしょう。

これはどう見ても道徳的には失礼極まりないことであると悩む娘を、どうするのか見守っていました。結局H社には丁重にお詫びをしてご辞退させていただいたようですが、けっこうコテンパンに叱られたそうです。「もう二度とこんな思いはごめんです」と言いながらも先方の気持ちを思うと当然だと、娘はしばらく落ち込んでいました。

私としては、そういった思いに苦しむ娘の姿に少しの安堵感を覚えたものです。自分にとってのベストとは何かということも大切ですが、せめて自分や相手、さらに周囲へ及ぼす影響までも多角的に考えられる人物でいてほしいと願っていたからです。

娘は当時の心境をこう語っていました。「就活での何回にもわたる面接は、お互いの心理の探りあいで、言葉や態度（視線や表情）をとおしてお互いが相手にどれだけの関心を持っているかという事実を読み取りながら駆け引きをしてきたようなもの。採用『する側』と『される側』の立場は違っても、言い換えれば共に全力で戦ってきた仲間のような気がする。だから、それを裏切るようでとてもつらかった」と言うのです。

面接官は私たちを見て選択しているわけだけれど、私たちも第3次面接くらいまで来ると「本当にこの会社は私が成長できるところなのか」と、逆にこちらは相手が受け答えする情報の量や質をよく観察してしまうというのです。

「面接官は会社の顔、敏腕人事とのやりとりが自分にとっての意思決定に大きく関係する」といった娘の言葉に、人と人とが関わり合う重要性と意味深さをいつの時代も忘れてはならないと再び考えさせられました。

管理職としての成長

手が届くには遠すぎる理想と現実のギャップを感じながらも、企業の取り組みを「道しるべ」としてきたのは、立ち止まっていてもそこには何も生まれてこないからです。チャンスがあるなら、コンサルタント会社の力を借りて経営や人材育成・人事考課など現状を評価してもらい、改善の方向性やその方法論を学んでいくことがより効率的であり、効果的なのかもしれません。しかし、どの施設もそこまでの資金的余裕や、トップの方針が一定とは限りませんから、看護管理を担う一人として、せめて主体的に改革の一歩をアクティブに、システマチックに挑戦しなければならないと思うのです。

管理職になりたてのころは何をどのように手掛ければよいのかも分からず、悩んだり途方に暮れたりの日々でしたが、社会情勢に視野を広げ、組織の成長に必要なエッセンスを理解していくことで「考える管理」、「実践の管理」を刻むことができました。病院組織の理想的な在り方や、それに伴う看護管理の役割について、具体的なイメージを描きながらビジョンの確立をしていけるレベルに引き上げてもらったことは、たくさんの周囲の人々のお陰であり、人に勝る教科書はないと思っています。

右も左も分からなかった私が、最近はさまざまな世論を一喝している数々のコラムなどにも自分なりの「主張」を持てるようにもなりました。それゆえに、本来の看護管理に対する新たな悩みを感じるようにもなりました。にわか知識のもたらすストレスから、若干ながら開放されたかと思っても「一難去ってまた一難」という状況です。これも一つの成長なのだろうと思います。13年余り、看護の現実と企業の取り組みを見比べてきたことは、自分なりに意味があったと感じています。

ダイナミックに展開している人材育成プランは、大企業や大病院の規模に合った方略が多く、私の働く小規模病院ではスケールも内容も大きく違い、「右に倣え」というわけにはいきません。開院からの長い歴史を簡単にリセットするのではなく、現在に至る経緯を尊重しつつ、現状に合う効率的なシステムを考え出すことが「看護管理者の技量」であり、看護管理者としての腕の見せどころといえるのではないでしょうか。

「目標管理」が看護の世界でも注目を集め、私も導かれるようにその人材育成の新たな方略となる「動機付け育成法」を、多羅尾美智代先生（前・三木市民病院看護部長）の現場管理の実践から学ばせてもらいました。そしてそれは、一人で背負い込んでいた看護管理や人材育成に対して、希望という一筋の光を与えてくれました。

「継続は力なり」。この言葉は私が学生時代から常に繰り返している大切な言葉ですが、バーンアウトせずにいられるよう、自分自身への栄養（学問・情報・人脈・食事・睡眠など）をバランスよく補給していく方法を、しっかり身に付けていきたいと思っています。

5　患者を守るため、職員を守るための危機管理

医療安全への理解

医療安全はどうすれば確保できるのか、なぜ安全対策が成立しないのか、時にそれを考えることをやめてしまいたいという衝動に駆られるくらい立ち直れないことがあります。

今までの臨床経験の中でも、いくつかの「医療事故」、「医療紛争」を経験しました。たまたま「医療訴訟」に至ったことはなく、マスコミに取り上げられるということもありませんでしたが、患者さまや部下に起きてしまった「悲劇」に対して、患者さまへの謝罪と部下への支援を継続的に関わり続ける長い時間は、常に心が休まることはありませんでした。

本来、私たち医療従事者は「病める患者に対し、その病気が治癒するための治療や看護」を提供し、社会復帰という目的に向かう患者を励まし、支えになっていくべきものです。しかし、それ以前に「医療の安全」を確保するための医療従事者としての責任を、個々のスタッフが負っているということを職員に周知しなければなりません。

製造工場の構内で見掛ける「安全第一」の表示は、そこで働く誰もがその意味を共通理解しているものといえます。それは、労働者自身の安全を守ることに直結したものを意味していると認識してい

るからです。例えば、業務の身支度をきちんとせず、ヒラヒラした洋服で作業すれば機械に巻き込まれ「自分の腕を切断する」事故になりかねない、ヘルメットをかぶらなければ天井から落下するかもしれない物や火の粉によって大けがを負い、「自分の命までも落とす」危険もあります。

決められた安全靴を履かなければ、誤って落とした荷物に「自分の足の指がつぶされる」ことになります。そのように自分自身の身を守るために「安全第一」があり、そしてそれはどうしなければならないかを現場職員はみんな知っていますし、言葉にして「安全第一」を説明できるのです。

「ルールを厳守する」、「マニュアルを活用し、仕事を標準化する」、いわば「点検・整備・安全確認は明日の失業予防」といったようなもので、安全感覚は日常的に躍動し続け、ルールもマニュアルも存在することに価値を持ち、個人を守り職場を守る源として活かされていると思うのです。

それに比較し、医療は真逆な感じを受けます。そもそもマニュアルは活用されているでしょうか？　価値を持っているでしょうか？　「医療安全て何？　広すぎて一言では言えません！」と、こんな発言をする職員レベルから指導に当たらなければならないのですから。

「患者の安全第一」と主語が変わるとなぜか視点がぶれていく、しかし「自分の安全第一」という問いには容易に答えは導き出されます。医療者として安全な医療の提供とは、患者の立場に身を置き換えて、安全第一とはどのような行動を具体的に取るのかと考えられればよいのです。つまり、「医療安全」とは「自分の身を守るための医療安全」と言い換えることができ、動機は製造業の現場とほぼ共通しているといえます。組織や患者に向けた安全対策ではないのだと理解させることで、根底から問題意識が高まり、他人事ではなくなるのではないかと考えています。

医療契約と注意義務違反

メディアが取りあげる「患者の取り違えミス、点滴・輸血ミス、投薬ミス、医療器械操作ミス」などの医療事故・医療過誤は減ることなく、ますますクローズアップされ報じられています。これらの報道を多くの医療従事者たちはどのような気持ちで聴いているのでしょうか。

調査をしたわけではありませんが、少なくともテレビでニュースが流れれば足を止め、手を止め、注目し、傾聴しながら「興味深く見守っている」というのが多くの人々の反応だと思います。その緊張の気持ちは瞬時に湧き上がり、「明日はわが身、気を付けなければ……」と襟を正しても、また瞬時に消えていくようにも思えます。

これまでに報じられてきたいくつかの身の縮むような「医療事故報道」は、実際に事故を起こしてしまった経験のある人、あるいは身近で同僚が起こした事故に遭遇した経験のある人などにとっては、「事故記憶のよみがえり」が起こり、身を切られるような思いで「真の危機」を感じているに違いありません。そんなことを思いながら、医療安全の危機的意識の向上や、システムづくりなど、さまざまな角度から安全対策を練り、試行錯誤を繰り返す日々ですが、納得できる成果は見えず、最近では「一度事故を起こさないと分からない」、そんな開き直りの本音がちらつくことがあります。もっとも、それでは仕事も人生も何もかもが終わってしまいますけれど。

「人生の終わり」というのは私自身の気持ちの行き場を指しているもので、自分がもし医療事故を起こした当事者になったとしたら、看護師としての仕事ができなくなるばかりではなく、社会人としての人生も終わる、そういう気持ち（覚悟）で仕事をしているということを申し上げたかったのです。

看護師という資格・免許を受けて、患者個人の情報を扱いながら一般の人にはできない行為を業務として行っている私たちは、治療や処置のために患者の身体に侵襲を与えているという事実、それを「仕事・業務」と言っています。痛い思いをさせるかわりに「治して差し上げる」のが前提であることを、医療者は忘れてはいけないと思うのです。

このような、患者と医療者の医療契約において「注意義務違反」からなる医療事故が発生した場合、資格者である私たちは「法的責任（刑事責任、民事責任）・道徳的倫理的責任」を社会人として負わなければならないことを、自覚しなければならないのです。

患者さまの命を救うべき医療者は、一歩間違えば「犯罪者」、「殺人者」になってしまう可能性があるのです。医療安全はこのような事態を招くことなく、「患者と自分自身」を守るための「安全対策」を講ずることなのです。

開かれない医療安全マニュアル

医療事故に至ってしまった病院の情報は、あっという間に話題となりますが「あの病院、今ごろ大変ですよね！」と明らかに他人事だと感じさせる会話は、日常的に聞かれます。

客観視していられる余裕などどこにあるのだろうと思う反面、では私たちは今、何ができるのかと考えてしまうことも事実です。他施設の苦い経験を無駄にせず、教訓にと声を大にして啓蒙し続けたり、医療安全に係るマニュアルをせっせとつくりあげ、基準や手順、そこに予測される重要なリスク等を明文化したり、医療安全管理委員会を設置して指針や方針を確認し合い、事故分析・保管などの義務化を示すなど、それなりに工夫をしてきたつもりです。しかし、安全対策マニュアルは「真の危機感」を持てない職員にとっては、単なる「気持ちの安心」のためにつくられた「使われないファイル」となっている現実があることは否めません。

行政に「言われたからやる」、「病院機能評価で安全の項目に示されているからやる」という「形ばかり」の取り組みには、いささか底が見えた感じで満足も納得もできず、違和感ばかりが残ります。やらないよりやったほうがよいのは確かですが、本質的な取り組みとはいえないと思っているのは私だけでしょうか？

組織全体でカバーする、医療安全システム

医療安全は個人の努力だけでは達成できないと、誰もが考えることです。分かっていてルール違反をする、分かっていて業務手順から外れた仕事をするなどという論外の事例もなくなっていない現実を戒めながら、一方では「いつ・どこでも・誰にでも事故は起こる」、「人間だからこそミスをするもの」という前提で医療事故対策を議論していかなければならないということは、大切なポイントとな

ります。

私たち管理職は、事故の当事者に対する「支援」とはどのようなことを指しているのか考え、事故発生後マニュアルを整備し、定期的に唱読会などを行って緊急時の対処に備える訓練も必要なことだと考えます。あれほど注意を促していたにもかかわらず「なぜ事故を起こしてしまったのか」と、一人を責めても医療現場の事故対策にはつながらないことを、職員が正しく理解し始めたのは最近のことです。

起こり得る可能性を重視するリスクマネジメント活動は、患者さまに直結する現場スタッフは主体的に展開していかなければならないと同時に、現実に事故が起きてしまった場合を重視する医療コンフリクトとメディエーションの重要性についても管理職は再認識し、適切な行動が取れるようにしなければならないと思います。

これまで病院組織は、ミスが起きたときそれぞれの部署で処理してしまい、病院全体で情報を共有できませんでした。このことが医療ミスに対する問題解決を遅らせてきたと思うのです。大切なのは、ミスや事故の報告をオープンにすることで、患者さまへの被害を最小限に食い止める、あるいは被害を未然に防ぐためにいくつものバリアを各部署に張り巡らせ、情報を集中させる、さらに部署間が共有することで対処に役立てることができると思うのです。このシステムの運用により、日常的な作業をとおして看護エラーによくある「確認ミス」のようなヒューマンエラーの防止には、「声掛けする」という感覚に訴える方法が効果的だということに、ようやく一人ひとりの看護師が分かってきたように思います。

医療は学術的裏付けに支えられた総合的チーム作業です。医師・看護師・薬剤師・栄養士・検査技師・リハビリなど、関係職種は一人の患者さまの医療に関わるスタッフの一人として、それぞれの専門的領域で、専門技術を患者さまに提供するわけですから、その自覚と責任をしっかり持つ義務があるのです。病院職員は、上下関係だけではなく横並びの関係を構築できないと、本当の意味でのチーム医療は成り立たないのではないでしょうか。

「医療事故・過誤の防止」についても、医局や各部門単位といった縦割りの組織で行っても有効な成果は期待できません。チーム医療と同様に組織横断的な対応が不可欠であり、急務であることは間違いないと確信しています。

私見ですが、チーム医療・安全対策に必要な要素ではないかと思っていることの1つに、「医師の独善性の排除」が挙げられます。これは医師の個々の人間性に関わる根の深い問題であり、「チーム医療」の正しい理解を医局として議論し、活性化させてほしいと願うばかりです。

2つには、「並列な人間関係」が普通に構築できる環境と、透明性の確保です。職種間の壁の撤去や職場風土の改善など、勇気を持って行うことが組織横断的な医療安善に対する重要なポイントではないかと思うのです。

最後は、何といっても相互コミュニケーションです。円滑なコミュニケーション手段としては委員会活動・ワーキンググループ・QC活動などが挙げられますが、多くのスタッフの介入は、医療安全に対する意識の底上げに最も幅広い成果を出せるのではないかと考えています。

医療安全チーム活動を阻害する2つの問題点

当院は、８年前の病院機能評価受審をきっかけに、医療事故対策や感染防止対策をはじめとする院内の安全管理体制の見直しや、それらに最も関係深いと考えられる職員教育システムの構築などに力を注いできました。

医薬品使用・輸血取り扱い・医療機器取り扱い・褥瘡予防・感染予防など、その他合わせて25にものぼる委員会を設置し、それぞれのコア組織が担う目的を明確にした上で、運営管理、教育推進を「委員会」というくくりの中で活性化するように進めてきました。

小規模病院である当院は、委員会に所属する職員が重複してしまうなど、負担も少なくはなかったと思います。特に医療安全に関しては「医療安全対策室」などの独立部門が設けられるだけの人的余裕もなく、各セクションからの代表が兼任業務となっていたため、委員会は非常に苦労を強いられたと感じています。

当院の医療安全総合対策委員会は、事故対策部門とエラー監査部門との２本の柱からなり、活動方法はエラー監査部門においてヒヤリハット分析チーム・医療安全研修チーム・ヒヤリハット統計チームの３チームに分かれ、それぞれが年間事業企画を立案し、それに基づき実践・評価して企画の改善工夫を行っています。

しかし、この活動において足並みをそろえられない問題が浮上し、苦慮しているところです。大きくは2つの問題を取り上げます。1つは「医師は忙しいから仕方がない」という言い訳で曖昧にされる、医師の義務や役割分担に対する問題です。その意識の欠如が著しく目立つ中、なぜかそれが許されてしまっている現状は、やはり「並列な人間関係」が医師との間に構築できないという現実があると考えられます。

そして、次に挙げられるものは、大きな集団によくあるマーベリックの法則「自立型人間20%、流動型人間60%、依存型人間20%」の取り組み状況の問題です。この2割の依存型人間の無気力さや、不適切な活動が足を引っ張る障害は「2割」ではすまないレベルダウンを引き起こし、ヒヤッとさせられる危険を招いてしまっているのです。流動型人間の行動についても同様で、「水は低きに流れる」というように、1人くらい研修に参加しなくても目立った話にもならないだろうし、また1人くらいルールを破っても分かりはしない、という危機感のない1人がたまたま集まってしまえば「自己責任」などどこかに放棄した集団へと、たちまち低迷していきます。そして、大きな事故を引き起こすことになるのです。

こうした現状をよく考察してみますと、一部の不適切な医療者が医療の安全を揺さぶるキーマンとなっていることが考えられます。「やってほしい人・書いてほしい人・研修を受けてほしい人」にはその期待は裏切られっぱなしで、どのようにアプローチすればよいかと「課題」を絞り込むことも困難になっています。いつも同じような人が研修に出てもダメ、同じような人がマニュアルをつくってもダメということであり、安全パイというような自立型人間でまとめられた医療安全活動の成果は、「天井が見えた」という様子をうかがわせます。

役割モデルとして有益な医師には、ぜひとも協力をお願いしたいものです。

「看護師も忙しいのですよ！」と言いたいところですが、実際の医療現場や患者背景を詳しく分析しているのは看護師が一番だと思いますし、最近増えているクレーマー的患者さまの存在に関しても、冷静に考えてみれば「一部の不適当な患者」にすぎないことを認識すべきなのです。これらをまとめれば、医療安全は患者さまとの連携による情報共有を徹底できる医療者のパートナーシップの成立で達成できるものであり、その入口のカギを握るのは、患者さまの一番身近にいる医師や看護職がもっと頑張らなくてはならないのだと痛感しています。

6　患者と向き合う文化「医療メディエーション」

医療紛争の原因となるリスク

患者さまやご家族、そして医療職との十分なコミュニケーションが取れていたなら、『医療紛争』は最小限にとどめることができるといわれています。私も全くそのとおりだと思います。

医療事故が全て紛争になるわけではないことや、医療事故はなくても紛争は起こるということを過去のケースで教訓としてきた私は、平素から患者さまとの信頼関係を築くことに大きな比重を置いてきました。「信頼関係」とはどのようなことを指しているのか、それをスタッフにもよく問い掛けます。

人材育成システムに目標管理を取り入れて進める中で、「私は信頼される看護師になる」と言っている全ての看護師に「信頼される看護師とは、どのような看護師のことを言っていますか？」と目標面接では確認します。

明確にできない看護師が多く見られますが、それくらい「信頼される関係」を語り、行動していくことは簡単そうで、実は難しいものだと感じています。

では、「信頼できる関係」はどんなときに出来上がるのでしょうか？

私が考えるには、相手のニーズが理解でき、それを相手の考えるペース（タイミング）で提供でき、そして相手の期待以上の関わりができたときに、信頼関係は出来上がるのだと思います。それには患者さまをよく知り、理解できないと安心させる行動は取れないのです。患者さまにとって「安心できない」というのは「不安」だということであり、「不安」は「疑い」に変わり、「不信感」が生まれていくと考えられます。

これでは良質な人間関係は築けません。「上面だけのお調子者」では、すぐにボロが出てしまい、信頼関係どころか「信用失墜」に追い込まれている、そんな場面もときおり現場で見掛けることがあります。

基本的なことから例を挙げれば、「あいさつ」、「身なり」、「言葉遣い」、「振る舞い」、「表情」、「声のトーン」、「会話」、「看護専門職の知識・技術」、「一般教養」、「社会通念」、「約束事」、「個人情報保護」など、こういったものは全てが信頼の対象物だといえるのです。

要するに「人としてのモラルや倫理」を踏まえ、医療者として振る舞うことと同時に、医療は患者さまから治療費を支払っていただき、治療や看護を提供しているサービス業の一種であることを十分に自覚しなければならないのです。

リスク・アセスメントの重要性

医療では患者さまに対する「ＩＣ」（インフォームド・コンセント）の重要性が問われています。「説明と同意」における「説明の質」がキーワードであると、つくづく感じます。

最近のケースでは「医師の説明不足」といったクレームを、自己中心的かつ理不尽な言い分で、現場に乗り込んでくる患者さまも少なくありません。いったい医療者はどこまで患者さまに説明し、理解を求めなければならないのか？　時々分からなくなることがあります。

根本的な問題として、医師は治療におけるメリット・デメリットの説明を並行して行い、医療水準として確立していたとしても、きちんと説明することが重要で「そんなことは当たり前でしょう」などという「医療者の当たり前」を正義にするわけにはいかないのです。

ＩＣは医師の説明にかかってくるものですが、この他にも同様なことが、看護師の看護活動の中にはたくさんあります。巻き込まれる場面は、当たり前の現状の中にあるのです。

臨床の現場で看護師が気付いた患者さまの関心事やニーズは、速やかに（カンファレンス等の活用も含め）医師や関連職種に伝え、医師が過不足のない、分かりやすく統一した説明を書面（説明書）作成とともに行えるよう支援していくことは、看護師の重要な仕事の一つであることを自覚しなければなりません。

また、患者さまが質問をしやすい環境づくりに努めることも、看護師ならではの重要な任務であることを、忘れてはなりません。

看護師個々の意識をどう育てるかという点では、リスクマネジメントの限界を感じつつも、どのような事例においても、一つひとつのリスク・アセスメントを日々の看護行為の中でしっかり実行しておくことが最も重要な事故防止対策であり、「過失対策」であることを職員教育の中に必須事項として述べていかなければならないと思います。

これからはセルフ・リスクマネジメントと、家族との対話によるコンフリクト・マネジメントの両者に着目し、研さんを積むことが効果的な医療安全対策の秘訣なのではないかと感じています。

医療コンフリクトとメディエーション

医療をめぐるクレーム・トラブルは、小さい事柄から大きな事柄まで軒並み増え続けています。私は9年ほど前から、「対話による解決」に強い興味を抱き、医療コンフリクト・マネジメント研究会に所属して勉強させてもらいながら、少しずつ実践につなげたいとトレーニングに励んでいるところです。

医療の現場に限らず、私たちの日常は、さまざまな意見や利害の対立に直面します。例えば家族や友人、同僚との間でも「なぜこの想いが分かってもらえないのだろう」、「なぜこんなに怒っているんだろう」などと、しばしば悩んでしまうこともありますが、このような意見や利害、価値が対立し、葛藤する状況を「コンフリクト」といいます。

医療の現場では「医療コンフリクト」と呼び、簡単にいえば医療事故という不幸な出来事をめぐって、患者さま側、医療者側、双方に生じた感情的混乱や関係的不信の変化など、さまざまな問題を「訴訟」というような形の敵対的・限定的にではなく、「対話」をとおして、できる限り協働的かつ柔軟に解決していこうという発想です。

すでに先進的な病院では、独立した「医療安全管理推進室」などが設置され、専従者による院内メディエーション（紛争当事者の主体性を尊重した話し合い）が活発に行われ、成果を上げていると聞いています。

メディエーションとは、対立する2人以上の当事者がいる場合に、中立的な第三者（メディエーター）が当事者を援助し、エンパワーすることで話し合いを促進させ、自分たちの手で「合意形成や葛藤の乗り越え」へと至らせる仕組みをいうものです。

このメディエーションを行う専門職として、医療メディエーターが存在するわけです。患者さまのためにも個々の医療従事者のためにも、そして病院のためにも、対立する両者にとって最善の解決を促進するために専任されているのです。

模範的コンフリクト・マネジメントには及びもつかないのですが、看護師長や看護部長は多くの苦情・クレーム・医療過誤に一番多く関わる役目を負っているわけで、これらにおける医療メディエーションによる初期的対応策を講ずる能力を持ち合わせたいものです。

ただ謝罪して許してもらったという事例ばかりではなく、いくつかの「紛争」にまで至ってしまった事例もある中で、患者さまやご家族と対話を通じて合意を形成し、問題の解決を図るメディエーションという裁判外紛争処理（ＡＤＲ）のスキルを身に付けるトレーニングは、演習を通じ「人の心の奥に潜む真意」を引き出すことの難しさを、あらためて実感させてくれます。

裁判外医療事故紛争処理システム（医療事故ＡＤＲ）の構築は、①感情的対立の処理、②事実認定の意味と仕組みの再構築、③保険を含む賠償制度の完備、の3つの条件がそろって初めて満たされるものとされています。この3つの必須機能のうち最初に、「感情的対立の処理」を中心にその技法を学習します。初期の段階ではこの感情的対立への適切な応答こそが、患者さま側にとっても医療者側にとっても最も重要な課題なのではないかと思います。

実際に苦情・クレーム・医療事故の発生時に、看護師である自分が不適切な初期対応を行ってしまうことで、事態をさらに悪化させてしまうことだけは避けなければならないと緊張を感じています。

医療者の倫理と患者の倫理

患者さまが謝罪を求めるのは、自分たちと向き合ってほしい、存在を認めてほしいというサインなのではないでしょうか。そして、さらに患者さまが理不尽なクレームによる幾重もの謝罪を求めるのは、「対話の断絶」を恐れているからであると学びました。

謝罪の場は一度しかない、これで終わりにされるという不安が心の中に存在しているのではないでしょうか。そんな気持ちをくみ取ることができず、病院側の原因の追究が先（つまり事実が分かってから……）という考えや行動に、患者さまは敏感に反応し、反発を募らせていくのではないでしょうか。話を聴くこともなく「今は答えられない」という反応では、「待つことに苦しさが募る」ばかりであり、不安はますます増強し、爆発してしまった結果が「訴訟問題」へと発展させてしまうことも多くあるのではないかと思います。

事故が大きければ大きいほど、医療者としては謝りにくく、反対に患者さまは謝ってほしいものです。医療者としての本音では、患者さまが要求される全てのことを医療ではできないし、できないことについての謝罪というのは納得がいきません。逆に、最善を尽くしてやってきたことを分かってほしいという思いを訴えていきたいところです。

しかし「分かってほしい」という思いが先に出ると、患者さまとしては受け止められないという感情が沸き立つものです。謝罪は「点」でも「終わり」でもなく、これから患者さまと対話を続けるという入口にすぎないと考えなければなりません。

看護の日常では、訴訟のような「非難と攻撃を中心にする紛争解決文化」から、メディエーションのような「対話を中心とする紛争解決文化」への移行を促すことで、患者さまと医療者が「向き合う場」をつくることがとても重要だと思います。

医療や看護における日常のさまざまな場面で、メディエーションの発想は役に立つのではないかと思います。事態の成り行きが「解決する、しない」ではなく、当事者同士の対話を促進するプロセスの中に「信頼関係」の構築が期待され、過失はなくても「患者さまの痛み」に共感できる医療者であることを患者さまに伝えられることが大切なのだと思います。そしてそれは、自分自身の振り返りでなくてはならないと思うのです。

7　看護現場のストレス・マネジメント

揺れ動く「看護職の使命感」と「自己の限界」

２００８年10月、２人の看護師の「過労死」の労災認定および大阪高裁判決による「公務災害の確定」を受けて、日本看護協会は、時間外勤務・夜勤・交代制勤務等緊急実態調査を行いました。その結果まとめられたものは、「医療安全の視点から時間外勤務をなくし、夜勤・交代制勤務の負担軽減に取り組む必要がある」というものでした。しかしながら、医療従事者が抱える過酷な職場環境を訴えてきた私たちにとって、「問題の緊急性」の意識にズレがあることを再確認したというのが、今の正直な気持ちです。

なぜ今さらなのだろう？　気付いていたはずなのに？　まさかこんなことは起らないと高をくくっていたのか？　分かっていたけど仕方がないと思っていたのか？　などと管理職の立場にありながら、ただ感情に任せた無責任なクレーマーのようですが、心配が現実となったショックは怒りに変わっていました。

私たちが、まるで「ディスポ」みたいに扱われているようで悲しくなります。こうあるべきだという理論家のコラムはよく見聞きします。行政側も法律の整備や指針の変更、整備を行っているようです。しかし医療現場の環境は、私たちが分かるよう、納得のいくようにどこか改善されたのでしょうか。

ある大学病院の看護部長が、テレビのインタビューにお答えになっていました。「診療報酬制度の在り方がネックとなり、看護師を雇いたくても雇えない」と訴えておられましたが、この切実な思いをどれほどの人が理解し、手を貸してくれるというのだろうかと疑念を感じます。

国や行政は国民の健康を守り救っている医療従事者が抱える医療環境を、もっと本気で考え支援してほしいものです。

病院独自の自給自足の経営努力や労働安全衛生対策が、どこまで職員の期待や訴えに対応していけるのだろうかと不安を感じるばかりです。病院組織の取り組みは時間外労働にとどまることなく、予防から職場復帰に至るまで総合的な対策を考え、実行しなければなりません。その中でも特に、最近では現代病ともいわれる「うつ病」に代表される精神障害の診断を受ける職員も増え、職場における心理負荷が原因で精神障害に陥ったケースにも直面することが多くなりました。

夜間勤務の現状や時間外労働、教育研修体制と発症の関連は否定できない現状にあり、施設ごとの明確な分析が必要であることを認識しなくてはなりません。病院管理者の高い意識が求められているといえます。

亡くなられた看護師の遺族が語った「人の命を預かる者が、自分の命を削ることなど二度とあってはならない」という言葉は、今も同じような環境で働く看護師や医師に対しての深い擁護の言葉であったように感じました。そして冷静かつ良識的に対応していた気丈なお姿に、同じ子を持つ親として切なく胸がつまりました。

患者の安全も職員の安全も変わりはなく、「予見」、「回避」の対策は講じられなければなりませんし、過酷な勤務状況は看護師や医師にも「医療者の使命」という大義名分を「盾」に、安全や健康を無視して正義が語られてはなりません。

冷ややかな沈黙に立ち向かう

病院という組織は、生命の危機に陥ったり、身体機能の欠損を余儀なくされたり、認知機能の異常を抱えたり、何らかの病を抱える患者が利用者であり、良質で安定した職場環境を整えるには不確定要素が多く、簡単なことではありません。「適正配置」にしても流動的な部分も必要で、うまく決められない難しさがありますし、また、セクショナリズムやその病院の歴史がつくりあげた頑固な古い習慣が、職場環境改善には大きな壁になることも多いと感じています。

特にセクショナリズムや各部門や部署、個々に至るまで利害関係が起因する問題は、職員の真意の奥にある重大なSOSとして察知できるものが多く、人材救済・職場救済の重要なキーワードであるといえます。米国の多くの企業では、こういったメンタルヘルスに関わる専門スタッフが働き、「労働者からの相談」、「職場への適応」、「カウンセリングと治療相談」、「職場復帰への指導」、「ネットワーク形成」、「健康教育」、「職場環境改善」、「その他」等の調整役として重要なポジションを担っています。

そういった細部にわたる職員の健康管理ができる環境は、医療機関にこそ整備されなければならないと思うのです。

ただ職員健康診断結果をまとめ、要注意者に再検査を促していればよいというのではあまりにお粗末な限りです。

現在の日本の医療機関では患者ケアのための「医師」、「臨床心理士」、「保健師」、「看護師」という専門スタッフはいても、職員に対してはなかなか行き届かないのが現状です。だからといって、看護師や医師が過酷な労働に呑み込まれながら、消耗していく心身の危険信号を見逃すのは仕方がないというものではありません。黙っていれば置き去りになってしまうかもしれないささいな問題でさえも、デリケートなケアが必要となります。これは私の印象ですが、多くの施設は、この役を暗黙の了解のように看護部長が担い、病院全体のメンタルヘルスシステムの調整役を務めているように思います。

医師や看護の職場環境の改善は、「組織の発展、成長」のためにも最優先し、組織全体が一致団結して改善に乗り出さなくてはならないと思うのですが、微妙な温度差があり、一体感を得られないのが私の実感です。

24時間、眠らない病棟の状況説明や改善への協力を訴えていくことは、看護管理者の役目です。診療会議等で議論を促しますが、他部門の反応は「大変ですよね」と距離を置いている発言が印象的で、釈然としない状況に苛立ちさえ感じます。議論に詰まると「分かりますが、人員の確保には頑張っていますから」、「もっと看護師に対処能力・適応能力を付ける努力をしてください」というばかりか、「基本的な施設基準を満たす数は、とりあえずはいるはずですから」などという発言も飛び出し、それを見守る他部門の冷ややかな「だんまり」を決め込んでいる様子は、再三変わらぬ景色です。病院組織内でさえこの現状ですから、組織外の人々に理解を求めることなど所詮無理なのかもしれません。組織の弱点をクリアするにはどうしていけばよいのか、自問自答しながらの日々に疲労困憊です。

看護職員に対して改善の結果を出してやらないことには意味はなく、すぐにでも取り組めることは本当にないのか知恵をめぐらし、議論できるテーブルを用意しなければなりません。せめてチーム医療を実践する他部門の仲間が一緒に危機感を抱き、建設的で発展的な意見を聴取できることを期待して「看護部の現状分析」を提示しているのですが、伝わりきらないことにジレンマは膨らんでいます。この現状分析に質問の一つも出てくるようであれば、一筋の希望も見えてくるのかもしれないと奮闘するものの、一方通行のようで空振りです。伝えることの難しさを実感しながらも、「看護部の分析」について問題はないか点検し、看護現場の切実さを訴え続けることをやめてはならないと思っています。

看護師の勤務実態調査

「医療事故の不安」というのは、知識や技術以上に、看護師の疲労からくる肉体的問題と心理的問題が多くのカギを握っていると考えられます。当院のインシデント調査結果からは、注意力の欠如からくる「思い込み」が最も多く、次いでマニュアル（ルール）違反が挙げられていますが、労働環境が要因となっていることは想像するところでもあり、それを明らかにするための看護スタッフの意識や実態を新たに調査し、看護部の勤務現状分析を行ってみました。

調査内容は、

①「疲労の自覚症状を感じることがあるか」、「それはどのようなことか」、「どんなときに感じているか」

②「医療事故の不安を感じたことがあるか」、「業務中に事故を起こすのではないかと思ったことはあるか」、「そのような危機的状況に巻き込まれたことはあるか」

③「時間外勤務はどのくらいか」、「主にどのようなことに時間がかかっているか」、「1年や1カ月・1週間をとおしてどのようなときが時間外勤務が多く発生しているか」、「サービス残業になっている部分はあるか」、「なぜサービス残業として取り扱っているか」

④「夜勤帯の休息は取れているか」、「夜勤業務で困難を極めていることはあるか」、「主にどんなときに困難さを感じているか」

⑤「時間外研修会についてどのように思っているか」、「院内研修プログラムの内容（回数）についてどう思うか」

⑥「休日はどのように過ごしているか」、「有給消化について思うことはあるか」、「家族や子どもの病気に対して優先的に有給が承認されることについてどう思うか」

⑦「持ち帰りの仕事はあるか」、「それはどのような事柄か」
⑧「日勤勤務しかできない看護師採用制度をどのように思うか」
⑨「師長の休日体制についてどう感じているか」
⑩「病院の人件費抑制方針に対して意見はあるか」
⑪「当院の看護実践レベルをどう思うか」
⑫「他部署と共同して人員不足問題を解決できそうなことはあるか」
⑬「その他」
というような項目を挙げました。

看護師のニーズは患者のニーズ

調査結果には病院経営の問題も多く、看護部門だけでは対処しきれない問題も潜んでいることを経営サイドにも理解してもらわなければならないことが示されました。スタッフの語る「看護師のニーズ」に対して、看護管理者や病院組織は腕組みだけのポーズではいられないことを認識し、早急な対処を行う必要がありました。肉体疲労はもとより、細かい心理的ケアの不足や、よかれと思い計画していた教育計画などがスタッフを追いつめていたこと、部署間の勤務実態のバラツキや偏重が、「分かってはいるもののモヤモヤ感」を生み、心の帳尻が合わせられなくなっているように感じられました。「なぜ私たちだけ」という思いは、「理不尽さ」を募らせているのではないかと思うのです。スタッフが組織から「見放されているという感覚」を持ってしまったら、「患者を守る」という使命感と「自己の限界」の狭間に立たされた上に追い討ちをかけてしまい、心理的葛藤から心の病気が増強し、身体の病気へと発展してしまいます。

心のバランスが崩れても、目に見えて他人に認知されるまでに時間がかかり、認知されたときは重症化した身体は自力復活が困難な事態となり、大切な人材を失うことになりかねませんし、最悪のときは命の危機を招く結果につながりかねない現実を認識しなければなりません。「問題は分かったけれど、まぁ~何とか現場は回っている」という安易な気持ちが「医療事故」や「職員の健康阻害」を引き起こしてしまうもので、「ギリギリの中で現場を回している」ことを強く訴え、他力本願的な想像を徹底的に正していく必要があるのです。

私たち看護師は、病院の現状を理解せず無理難題を要求しているわけではないのです。端的に言えば、看護師でなければできない業務に専念できる体制くらいは、今すぐにでも改善できるのではないかと訴えたいのです。医師も同様で、医師でしか満たせない患者への「傾聴」の時間を確保したり、診察時間がもっと確保できれば、丁寧な説明も行われ患者も満足し、看護師も指示待ちなどの業務の停滞が減少するのです。

医師の補助業務を行うプロフェッショナルの育成も看護師支援の一つですし、持ち帰り仕事として挙げられた「議事録作成」や「勤務表」、「業務分担表」など、事務職や看護部クラークが確保されることで労働時間や精神的負担は軽減できるはずです。

以前にお邪魔した仙台厚生病院では、効率的かつ有効な業務改善として看護師を医事課に投入し、看護業務に関わる診療報酬をもれなく理解して算定漏れをなくし、看護部への理解を高めているお話をお聞きしました。これに際しても、場当たり的に効果を得られるものではありません。髙橋秀子氏（前仙台厚生病院看護部長兼事務局長）の提案で導入されたものとうかがいましたが、創造的な秘策というべきで「目から鱗」とはこういうものだと、感服しました。また、認知症患者を多く抱える病棟において、患者の危険が高まる就寝前ケアやモーニングケア時・申し送り時など、患者にとっての「魔の時間」ともいうべき時間帯のリスク回避の対策として、事務職や検査・放射線などの医療従事者が、交代で看護師の要請に応じて何らかの補助的業務を行っている施設もあるそうです。

これらは時代に即した根本的な改善への取り組みであり、マンパワー不足の折り、中小の民間病院ならではの取り組みだといえるのではないでしょうか。このようにチームというより病院全体でできることから協力の姿勢を示していくことが、看護師にとってとても重要と考えます。専門職が専門業務を行うのは当たり前、しかし同じ職員でいながら毎日定時に退社している部署はお決まりで、看護部や医師はサービス残業が続いていたのでは不公平といわざるを得ません。協力に対して病院はきちんと「手当」し、組織としてのバックアップ体制を示し協力を促して、その上でどの職種も、人数分の給与を部署内で稼ぎ出すにはどうすればよいのか、病院経営を考えるのなら看護師や医師に頼りきりにならず、主体的な協力体制を考案して提言すべきだと思うのです。

師長は病院組織のキーパーソン

前述した2人の看護師の「過労死」労災認定および大阪高裁での公務傷害確定に対して、他人事とは思えぬ心境と看護管理への私見を述べましたが、看護部内で解決しなければならない「看護師のニーズ」と「中間管理職のストレス」についてお話しします。

病院経営と患者満足、そしてスタッフ満足、いずれも医療安全につながる重要な要素ですが、これにはそこで働く人材に課せられた「適応能力」というものが大きく関係していると思います。看護部の中心的存在で中間管理職である師長は、この問題に日々悩みながら本音と建て前の狭間に立たされて、「組織の成長」、「部下の成長」、「看護の質向上」を模索しなければならないという点で、多くのジレンマを抱えているといえます。

現場の監督者として看護業務スタッフを兼務するかたわら、「マネジメント業務に時間が割けない」、「重要な面談が後回しになってしまう」、「情報の視野が狭くなっている」、「気付いていながら言えなくなっている自分がいる」、「365日、暗黙の拘束から解放されない」など、プレーイングマネジャーの過酷な現状が浮き彫りになっています。

優秀な師長が業務管理に「諦め感」を抱きバーンアウトしたなら、せっかくコツコツと積み上げてきた医療の質はみるみる低下し、病院組織もスタッフも迷走し始めるに違いありません。積み上げることは長い時間もかかり根気のいる作業ですが、一時でもやめてしまったら転げ落ちるのは「あっ」

という間でしょう。「全てが終わる」といっても過言ではないことを、組織は想像できているでしょうか。

看護部では、組織への理解を求めていくための根拠データの採取と、「師長の業務とストレス」、「看護師のニーズ」の関連を分析し、相互にかかるジレンマやストレスの解消を目的に、業務環境調査を行ってみました。多忙を理由に改善の手立てもとらず、他人のせいや人任せにすることがないよう自分への戒めも含め、この調査を進めました。現状に対する管理側と現場の認識を確認するために、「最初の一歩」となりました。

些細《ささい》な問題は重要なこと

まず私の経験からいえば、看護部はまだまだ女性中心の職場といってよいと思いますが、女性の職場というのは特有の問題を抱えています。

端的に言うと、些細《ささい》な問題を「くだらない」と思うか「重要」と思うかで仕事のサイクルや優先度は変わってきます。また、看護職という職業の労働形態を考えると、家族の理解や協力は欠かせないものです。スタッフは家庭環境の問題やライフスタイルなどに多くの悩みや問題を抱えているもの、という前提で関わり合うことがポイントだと思うのです。

「子育て中だから」、「独身だから」とひとくくりにし、一般論で対応しないことが個々のニーズを引き出す手掛かりとなります。また、女性は自己の主張と相手への理解が、とかく矛盾する傾向があり、本人はそれに気付いていないことが多いようです。

個々のストレス要因の発掘は、コミュニケーション・スキル（傾聴やパラフレージングなど）により事態の状況を整理することです。緩やかな空間で、師長はこういう女性特有の内なるストーリーを読み切らなくてはならないのです。それが師長の仕事であり、同時に師長のストレスの始まりでもあるのです。

目標面接の際に、具体的な業務支援や改善を提言する人もいますが、それがしっかりと言えるのはごくわずかであり、言いたいことが言えない看護師は少なくありません。

自分の考えがはっきり言える人は、むしろ相談するというより自ら行動し、他部署への協力依頼を立場やタイミングも考えず猪突猛進してしまうタイプが多いと思われます。それはそれで多少問題ではありますが、そこまで分かりやすいタイプの看護師には対処のしようもあります。

しかし、肝心なのは何も言えず我慢している看護師や、育児中をハンディと感じているママさん看護師などに注目すべきで、これらの看護師の真意をつかむことが大切なのだと思います。

仕事もでき、患者からの信頼も厚く後輩からも頼りにされ、万事つつがなく業務をこなしてくれているから安心と思うのは非常に危険だということです。「優しい笑顔」も、看護のプロ意識が高いほど演じきれる「成せる業」であり、看護師として必要アイテムの一つとしてつくられた「ドール・スマイル」なのかもしれないのです。

デリケートな関わりへの理解と支援

今回の業務環境調査からも明らかになった「看護師のニーズ」といえる内容は、私たち管理職の思いとは違うところにありました。例えば、スタッフに善かれと思い考案している研修会計画も、「負担である」という真意があったのです。しかし、師長や主任は院外講師ばかりに頼らず自らが講師を務め、スタッフ教育を進めようという思いがありました。ただでさえ多忙な師長の業務に、自己学習や資料作成とさらに負荷が掛かってくることは覚悟して臨んでいたことから、「気落ち」してしまったというのが本音でした。

以下に、記入されていた自由意見を示したいと思います。

①看護師全体にいえる前残業に対して、強制はされていないがやらないと仲間から冷たくされる。

②院内・院外研修の参加に対して、肉体的疲労や精神的負担も感じている。

③サービス残業は自己の能力との関係が強く問われているため、残業申請する勇気がない。自分の実力に合うところで働いたほうがよいのかとも思っている。

④病院機能評価認定以来、委員会活動が活性化しているのは良いが、その「議事録作成」でうんざりしている。作成が遅れると上層部からは「聞いていない」と言われるし、3日以内に作成してイントラネットにアップするというルールに脅迫されている気がする。

⑤同じ病院職員なのに、退勤時間のあまりの違いに業務の偏りを感じる。

⑥書類関係の処理が多く、この書類の多さは何とかならないかと思う。
⑦医師の指示待ちが多く、その後の処理にも時間を要し、帰りが遅くなっている。

その他にも興味深い意見が記載されていました。中には、他部署から見たら「そんなの看護部の上司命令で何とでもできることでしょう」と言われるような内容もありましたが、はたから見れば「そんな問題」としか思えない問題でも、そう簡単な経緯のものばかりではないのです。

単純に問題解決を急げば、大集団である看護部の考えを混乱させ、パニック状態を引き起こす可能性もあるのです。個々の価値観や仕事観を大切に扱いながら、看護部組織の欠点を補てんしつつ改善を進めなければなりません。そんなデリケートな関わりや対処が求められる場合が多いことを、病院管理者や他部署に理解してもらうこと、そしてその理解が師長の業務支援につながることを知ってほしいのです。

看護部につくられた教育の歴史

その一例として、看護師が世間からよく言われる「まじめな集団」、「研修好きな集団」、「よく本を買う集団」というところには、そうせざるを得ない職場環境があったからなのです。

最近でこそ、専門看護師・認定看護師と専門特化し、看護部内部だけのことではなく、医師や他業種からも認められてきました。しかし、以前は看護師は医師とは違い、診療科に即した知識や技術のある優秀な看護師が求められていたわけではなく、オールマイティーでなければならないという公然の常識が存在していました。

過去において、看護師は医師の指示に従って業務を遂行していればよかった時代もありましたが、今はそうではありません。配置転換により部署が変われば、その専門科を一から再学習しなければ自分の業務に支障を来し、チームの足を引っ張ってしまうということを、看護師自身が誰よりも強く認識しています。そのために自己研さんを図るわけですが、それが「まじめな集団」、「研修好きな集団」、「よく本を買う集団」という言葉で表現されるようになったのだと思うのです。

看護師の中には、専門学校を卒業後は一人前の看護師を気取って、学習することをやめてしまった人もいたことは否定できません。「看護師の資格更新」さえないものの、日進月歩の医療に追い付け追い越せの精神を職場全体の風土として支えてきた経緯があり、現在の看護師らが当たり前のように行動している実態は、意図的につくり上げられた職場環境の一つでもあるわけです。だからこそ、デリケートな対処が望まれるのです。

師長の慢性ストレス病

看護師不足の問題が深刻さを増していることは、「救急医療現場」だけに起きていることではありません。だからといって、看護師や介護職については、頭数がそろえば解決するということではないのが看護現場の共通の理解です。

中小の民間病院では、各セクションを預かる師長や主任は完璧なプレーイングマネジャーであり、このような事態は欠員が出たときのみ起きるわけではなく、当たり前の日常的体制となっている施設も多いと思います。

中間管理職はマネジメントを担う立場であるはずが、患者への看護業務に携わることを前提とした勤務表が余儀なくされる状態で、平日も土曜、日曜、祝祭日も関係なく通常シフトとして組み込まれるのが現状です。

基本的に外来や診療部、事務部が休日体制をとっているときは、特別でない限り入院もなく、入院患者に対する医師の指示受けや処置介助・検査介助や訓練など搬送も少なくなり、平日に比べると目まぐるしさは回避されます。本来なら、このような診療環境条件下で病棟師長は休日を取り、多忙で煩雑な平日に勤務するというのがベストポジションだと考えますが、こんな当たり前のことができない現状に看護管理者として大きなジレンマがあります。

施設によっては「師長の管理当直」ではなく、一スタッフとして夜勤勤務が組まれる施設もあると聞いています。師長が夜勤明けで不在になる日は、スタッフにとって「しっかりしなければ」という気持ちと数々の不安が重圧となり、過度に緊張が増していきます。師長にしても同様で、自らの日々の苦悩や部署の欠点を知っているだけに、自宅にいても心配は頭から離れないのです。

リーダーを務めるスタッフは、患者の様態やトラブル、ヒヤリ・ハットに至るまで自己の判断に自信がないとき、主治医ではなく、まず師長の自宅へ電話連絡・報告・相談を入れています。これでは師長の生活も365日、病院から片時も離れることはできず、疲労の蓄積となるでしょう。それらの問題には人材育成に委ねられる部分も多く含まれます。そのために人材育成計画を厚くし、個々のレベルに応じて選択して受講できるようにしたのですが、調査の結果からはスタッフを追い込んでいたことを知り、師長ともども落胆したものです。しかし、一方では自己満足が独り歩きしていたことに気付くことができました。

管理職は、スタッフの追い込まれた気持ちをより深く理解する努力をすること、それが「最初に行うこと」なのかもしれません。組織は第一線で携わる師長の頑張りに甘えることなく、サービス残業を減らし、些細《ささい》な問題にも耳を傾け、組織全体で共有し、一体となって職場環境の改善を現実のものとしなければなりません。師長職はみな責任感が強く、患者や家族、病院に迷惑が掛ってしまうことは自分の責任であると強迫観念を持ち、一種の「恐れ」にも似た思いを持っているのです。こういった心理から、水面下の負担が厚い層を形成し、いつか大きな悲劇とならぬよう、看護管理者として師長の話に耳を傾け、師長の思いを「分かること」は難しいことかもしれませんが、「分かろうとする姿勢」で十分な時間を共有したいと思っています。何よりストレスから少しでも開放されて、「気持ちの良い場所」を取り戻すことができるよう、支援していきたいと思うのです。

8 看護師長のワーク・ライフ・バランス

バーンアウトしたナイチンゲール

バーンアウト・シンドロームとは、1970年代にアメリカの精神分析学者フロイデンバーガーが提唱した概念ですが、これはあたかも「燃え尽きたかのような無気力状態に陥る」という心身の疲労状態を見いだしたもので「燃え尽き症候群」ともいわれています。

この状態はそれまで人一倍、意欲的に仕事をしていた人が、何らかのきっかけで「燃え尽きてしまった」かのように急速に活力を失い、心身の疲労、無気力、抑うつ、落ち着きのなさ、不眠、体力低下などが起きる状態です。

ヒューマンケアに従事する人によく見られる徴候として注目され、看護師の職場でもその症状を呈する人が多く見られました。不眠や倦怠、食欲不振などを感じながらも仕事を続けている予備軍も多く、予防対策が叫ばれ、あちらこちらで講演会や講習会も開催され話題となりました。

燃え尽き症候群に陥る状態とは、心身のストレスからくる疲労による結果であることは明白ですが、「人一倍意欲的に仕事をしていた人が、何らかのきっかけで燃え尽きてしまった」ということなのですが、「何らかのきっかけ」とは何でしょう?

私なりに整理してみると、次の2つの要因から影響を受けていると思うのです。

まず、一つは医療の高度化・スピード化、さらに医療安全対策や多様化する患者ニーズへの対応など、看護業務の煩雑化が進む中での「ワーク・ライフ・バランス」の崩壊、そしてもう一つは、看護の仕事を選んだ者に求められる宿命的な看護の定義（ナイチンゲール……自分自身は決して感じたことのない他人の感情の中へ自己投入する能力）に起因するジレンマなどが、原因の大半なのではないかということです。

看護職はいろいろなストレスを感じながらも、たぶん、その使命感や真面目さからバーンアウト・シンドロームに陥る寸前まで必要以上に自己投入してしまい、慢性的疲労の蓄積に自分自身が気付くこともなく、責任感という「気力」だけで頑張り続ける人が多いといえます。しかしある日、突然「青白い顔」をして心身共に倒れこんでしまうのです。看護の職場復帰を断念するスタッフもいました。最近ではスタッフではなく、病棟を預かる看護師長に危機的徴候が現れており、日頃から責任感が強く、真面目という鎧を着て歩いているような人物に、この異変が起きていると考えられます。優秀な人材のピンチをどうすれば予防できるか、早期発見できたら何ができるのか、組織として真剣に考える必要があると思います。

自分の環境をプラスに変える

看護師長は中間管理職として、スタッフからの期待と医師や上司からのプレッシャーを受けながら、肩の凝りがほぐれる暇もないくらい、常に精神的緊張を負っています。

かつての私も、師長時代は患者の問題、スタッフの問題、医師と看護師との問題を抱えながら戦場のような忙しさの看護現場で仕事をしていました。こまねずみのようにクルクルと小回りの利くフットワークで、プレーイングマネジャーとして働き、「病棟戦力アップ」に大きく貢献しているというのが、何よりも私の自慢でした。1日、1週間、1カ月、1年はあっという間に過ぎ、その目まぐるしさは自らの成長を実感できましたし、自然な形でやりがいに変化し、仕事を楽しんでいた気がします。

しかし、このような看護師長の状況は、当たり前のようで当たり前ではないことに気が付かなくてはなりません。いくら仕事人間だといっても、良い仕事をするためには、家庭を中心とするプライベートが充実し、心配ごとも最小限であることが絶対条件であると思うのです。

中間管理職といえば、看護キャリアもあり、人生経験もそれなりに積んでいる（最近は若手管理職も増えていますが……）状況を想定しますが、だからといって何の心配事もなく仕事に専念できているかは別のことです。それぞれの生活が基盤にあり、その上に看護という仕事が成り立っていることを忘れてはなりません。

忍耐力が自慢の看護師長にあえてひとこと言うならば、固有の環境や背景、そして「くすぶっていく関心事」を、「我慢させる、我慢する、犠牲にする」ことばかりで私生活と仕事の両立を続ければ、どこかで人の道を重んずる心と行動の矛盾に苦しむこともあるでしょう。そしてメンタル面でのバランスは崩れ、「慢性的なストレス」発生のきっかけをつくってしまうのです。

また、いくら職場で優秀であったとしても、病に倒れてしまえばもともこもなくなってしまうこと、そして、自分が今まで家族を犠牲にしてきたなれの果てはこれか、と罪悪感に苛まれることになるのです。さらには、仕事にも家族にも後悔という悔いが残ってしまうのです。

だからこそ中途半端な考えは捨てて、何事にもポジティブな発想で「今の自分にできる最高の仕事」、「環境・背景・関心事を楽しむ」と、覚悟を決めて現状にチャレンジすることが大切であると言いたいのです。

結婚・妊娠・出産・子育て・家庭・高齢者介護・看取り・オシャレ・食事・趣味など、人生を重ねるごとに順番に巡り巡ってくる女性としての営みを、女性特有の視点で高い感性を磨くことに専念していると思えば、焦りの感覚も解消されていくのではないでしょうか。

看護管理に必要な仕事のセンスや、「相手の立場」を理解する力を養うことのできる貴重なチャンスと捉えればよいのです。頑張りすぎる看護師長には、そういうことに気が付いてほしいと思うのです。焦らなくても、それらの経験が「力を発するときが必ず訪れる」ことを伝え、女性が通ってこなければならない人の道を「長いスパンで見守る」ことも、看護管理者の大切な役割だといえます。

1歳の子どもの育児は泣いても笑ってもその1年しか経験できないこと、仕事に焦りはあっても、育児に不安を抱えながら仕事との両立を図って失敗してしまうなら、覚悟を決めて育児に専念するほうが賢いやり方だと言いたいのです。

1歳の子どもはいつまでも1歳ではありませんし、3年たてば3歳になり、話も理解できるように成長して保育園にも行けるでしょう。管理職は子育て中だからと簡単に除外せず、個々のケースごとに対応を考え、能力発揮の場所を設定してあげるなどの、本人にとっても現場にとっても実りある支援をしていくことが、小回りの利く民間病院の強みなのではないでしょうか。

語らない文化を美徳とした看護師長

看護師長の仕事は、そう簡単にまねのできるものではありません。それはやってみた者にしか語れない言葉であるといえますが、看護師長の目配りや気配りは、小さな問題もスルーすることなく繊細な感性でキャッチしていきます。この能力を習慣的にフル回転させているものの、「パワーを維持するための疲労」は体の隠れたところに蓄積されているに違いありません。

とかくギリギリまで頑張ってしまう人は、愚痴を言わず粛々と部下の期待に応え、いかなるときも上司によるプレッシャーを克服しようとしている傾向があるように思えます。

中でも看護師長によくのしかかってくる問題としては、スタッフに関わる問題が高い比重を占めていると考えられます。それらの事柄は「人材育成」や「良質な職場環境の構築」、そして人手不足のおり「離職回避」という観点から、衝動的な発言や怒りを抑さえ、自制しながらの慎重な対応を余儀なくされているといえます。これにより対人関係に対するストレスはどんどん大きく膨れ上がっていくのです。

これらの関わりは「中途半端だと愚痴になる」、また「いい加減だと言い訳をする」といった一つの定義が存在するかのような印象を受けます。分かりやすいタイプの方々には明確な対処法を講ずることができますが、頑張り屋のチャレンジャーは時として「語らない文化を美徳とした日本人」を象徴するような、特有の文化を持っていると思えます。

折りに触れて「報告・連絡」は素晴らしく確実に行ってくれますが、「相談」となるとその数は激減し、ハードで厄介な内容であればあるほど、自己の胸中に封じ込めている様子もうかがえます。

相談することを「恥」と感じているのか、「悪い評価」につながると思っているのかよく分かりませんが、相談に来られない環境や雰囲気が私自身になかったのだろうかと振り返り、謙虚な姿勢で組織づくりのための協力者を受け入れる、健康な肉体と心の余裕とを持っていなければならないと思うのです。

師長は部下を選ばない

一般企業では、例えば人事異動においてスタッフの思いというのは、「今度はどの部署に異動になるのだろう」ではなく、「どの課長の下で働くのだろう」と心配をめぐらせるものだといいます。確かに、自分も若いころはそのようなことが一番の関心事であったように思います。

知識や技術の他に、優れたマネジメント力のある師長を上司に持ちたいと思うのは誰も同じです。しかしそれはスタッフばかりの問題ではなく、看護師長も同じです。自分の仕事のビジョンやスタンスさえ決めてかかればよいと思ってはいても、「どんな集団なのだろう」、「前任者に劣らぬ仕事ができるか」、「自分はこの集団に受け入れてもらえるだろうか」など、不安は大きいものです。組織の方針に沿った自分のビジョンがしっかりしていないと、他者との比較しかできない部署づくりになってしまうおそれがあり、看護管理者はここでも看護師長の良きアドバイザーにならなくてはなりません。

しかし、そんな心配や不安を表にも出さず、どんな環境に置かれても自分に任された部署が他部署に引けをとらぬようにと考えるのが看護師長の習性で、四方八方を気に掛けながら部署を守るために陰になり日向になり、まるで家庭を守る父であり母に例えられるような役割を果たすことができるのは、「責任感」の一言に尽きるのではないでしょうか。

それに対してスタッフはというと、まるで反抗期や思春期を迎えた子どもたちが自分の主張を強調するばかりで、それは大変な様子です。しかし師長は部下の育成に余念がありません。

看護師長のストレスを解消する条件は、目前に散在する諸問題の具体的解決ではなく、それを乗り越える自己の成長だということを伝えていきたいと思うのです。

実践的な人材育成

看護師長の中には、何でもかんでも自分でやろうとする人が多いように感じられますが、これが大いに問題であることは、すでにお気付きのことと思います。「師長は真面目で責任感がある証拠ですから」などとのん気にそのプロセスに着目もせず、目先の成果だけを見て、よくやったと賞賛する人がいたとしたら、それは組織としての発展やストレスマネジメントに、あまりにも無関心であることを証明していることになります。

部下にうまく仕事を分担し、役職の上にあぐらをかくのではなく、お願いするという仕事のスタンスこそが必要で、効率の良さは当然のことながら部下の成長にも、部署力の引き上げにも実践をとおしてつながることを認識していくことです。

そもそも、人に依頼できるものを全部自分でやってしまっていて「忙しい、時間が足りない、大変だ」と言われても当然の結果で、むしろ自分自身が大変にならないように周囲を育てれば済む話なのです。簡単に言えば、人に仕事を依頼するとき、ほとんどの場合「待ち時間というロスタイム」が発生するものです。

しかし、それは必ず付きものなのです。「じれったい、イライラする、面倒くさい、任せられない」、だから自分でやると考えてしまう思考回路は、あまりにもお粗末な結果が残るだけです。

では、どのようにしたらこの小さなストレスを解消しつつ、特別なプログラムもなく人を育てることにつなげられるのかといえば、単純なことで「早めに依頼する」だけなのです。

つまり、自分のスタッフの力量（思考力・判断力・企画力・表現力・性格など）を普段から把握していれば、個々に応じて「待ち時間ロスタイム」を割り出し、その上で依頼の設定をすればよいのです。これで師長も楽になる、人も育つ、仕事も均等化できる、組織も「生き生き働く職員」を増やしていくことにもつながります。極端な例ですが、このように考えると看護師長のストレス対策に対して看護管理者の支援の仕方は、個々に応ずるもので徐々に具体化してくるのではないでしょうか。次に、看護管理者が支援できることとしては、師長でなくてもできる仕事は早々に、事務職などへの移行を実現することだと思います。極端にいえば、頭を使わずにできることを徹底的に減らして、企画やアイデアを練るなど「頭を使う」仕事に管理職として時間をかけるべきだと思いますし、これは絶対的な効率化につながるのです。

民間病院では、意外とそのあたりに理解を示さない現状もあります。しかし、看護管理者は場の空気を読み、タイミングを図り、上手に賛同を取り付けていく交渉力を身に付け、チャレンジし続けることが重要で、一度や二度では諦めないことです。一つひとつ職場環境を整えながら、看護部全体の集団力を付けることが師長支援につながると思うのです。

「ワーク」と「ライフ」の質の高い共存

ワーク・ライフ・バランスが時代の流れの一つになっていますが「ワーク」と「ライフ」の質の高い両立を図っていくというのは、本来は組織としても望んでいることです。

だからこそ、現場管理に大きな役割を期待されている看護師長の仕事を、できて当たり前と放任することがあってはならないと思うのです。もちろん看護師長としての自主努力は必然ですが、それと同様に組織もスタッフも「都合の良いプレーイングマネジャー」としての扱いは考え直さなければなりません。

職場では、スタッフも師長も特定の誰かがいないから「分かりません、今日は決められません」は、あり得ないのです。日々の業務を特定の人が抱え込まないようなシステムをつくり出し、役割に応じた均等な仕事体系を構築することが望まれます。お互いの業務を部署内で代替できるようにしていくことが、教育の成果であるといえるのではないでしょうか。時間外労働を削減しながら、効率的な働き方、クリエイティブな働き方を追求することを、全体の共通認識にしたいものです。

9 「管理職いろいろ」課題はどこにあるのか

成功するリーダーの7つのコツ

職場のリーダーとしての役割を与えられた30代前半、右も左も分からぬまま、ただ夢中で漆黒の闇の中で空回りしていたころ、「ビジョンを持って、最後まで貫く姿勢で臨め」と一人の医師に励まされました。それから約25年、私の経験から得た教訓は、「価値観や行動指針（貫く姿勢）を固めていくことが、自分自身に自信を付けていくための終わることのない課題」だということです。

成功するリーダーの要素は、①多様な経験、②人間関係のうまさ、③ミスへの対処、④ストレスマネジメント、であるということはよく耳にしますが、その能力を付けていくために管理職らがいかに挫折することなく、自分の仕事に必要なアイテムとして身に付けていけるかということが、最も重要な部分だと思います。そこで、看護部の目標管理を導入するに至り習得した、P．F．ドラッカーが提言する、成果を上げるために実行すればよいという「7つのこと」をご紹介したいと思います。

その「7つのこと」というのは、①「管理職はビジョンを持ち、努力を続けることこそ老いることなく成熟するコツである」、②「成果を上げ続ける人は、流すような仕事はしたがらない。仕事に誇りを持ち完璧を求めている」、③「日常生活の中に継続学習を組み込む。常に新しいことに取り組んでいる。昨日行ったことを今日も行うことに満足しない」、④「自らの仕事ぶりの評価を仕事そのものの中に組み込んでいる」、⑤「自らの強みを知り改善や変更や学習しなければならないこと、また得意でないことは他の人に任せるべきことを知っている」、⑥「新しい仕事が要求するものについて、徹底的に考えるべきことを教えられ、実行させられてきたこと」、⑦「自らの啓発と配属に自ら責任を持つことである」というものです。『プロフェッショナルの条件』（ダイヤモンド社）。

このうち、私が特に教訓にしていることは「管理職はビジョンを持ち、努力を続けることこそ老いることなく成熟するコツである」、「自らの強みを知り改善や変更や学習しなければならないこと、また得意でないことは他の人に任せるべきことを知っている」という一節です。

組織や看護部に散在する大小の問題で道を塞がれたり、深い焦燥感に落ち込んだりすると、ここに立ち戻り、深呼吸しながら問題の整理と解決のための関連図を作成し、そして、たたき台となる解決方法と、それに関わる役割分担を企画・立案していくのです。仕事の優先順位やリーダー的役割を担う人材の人選は、他職種に至ることもあり、病院の問題は病院チームとして取り組むことを前提として、協力を仰ぐことにしているのです。

看護管理者としての仕事の仕方、覚悟の仕方、気持ちの持ち方など役割や責任、そして達成感を得るための方略を少しずつ現実の中に見いだし、実践につなげてきたのですが、一人で出せる成果がいかに不完全で未熟であるかという限界を、今さらながら実感しています。

人脈は宝なり

自分の考えたことを実行するために人を納得させるということは、自分の知識や経験、呼吸している現場のありさまを頭の中で統合し、自分の言葉で語りきれるか、そしてさらに明文化するという可視化した形で相手を共感させることができるかということ（説得力）にカギがあると思うのです。

私も看護管理者として堂々と意見を述べるということは、簡単そうに見えてもなかなか勇気のいることで、常に「いろいろな覚悟」を決めてチャレンジしているのですが、この経験はいつになっても慣れることはなく、緊張の連続です。このような緊張を少しでも軽くしていくために、何をすればよいかと考えてみれば、当然のことながら管理職としての知識を積んでいくということにしか行き着きません。

もともと勉強が苦手な私には、かなり重いストレスになったことは事実です。そこで私が取り入れた知識の習得法は、楽しくおしゃべりしながら目的の知識を増やしていくということで、決して無理はしないということでした。学ぶことは山積していますが、ここでのポイントは、「難しいことは後回しではなく、関連問題に遭遇したときに必死に知識をかき集める」や、「本を読みあさり、インターネットで検索する」などは当然として、それ以上に意識的に行ってきたことは、「目的に応じた研修会に参加すること」でした。

これは受講することで知識を付けるということもありましたが、それ以上に自分レベルの疑問を講師に解決してもらうための関係づくりを成功させることでした。簡単に言うと、今後のためのネットワークをつくり、末永いご指導をいただくために名刺交換（アドレスを教えてもらう）がとても重要なことだったのです。

有力な知恵袋を少しでも授かるために、勇気を奮ってどの研修会でも「必ず一つは自分の言葉で質問をする！」ことを目標にやってきました。これもけっこう勇気のいることで、次元の違う質問をしてしまったり、質問したい事柄がうまく話せなかったり、10に1つくらい「それは良い質問」だと褒められたりといろいろでしたが、主体的に研修会に参加することは意識的に行ってきました。

講師の専門や研究・活動は見逃すことなくチェックし、理解を深める作業が徐々に自分が知らなかったことを解明してくれました。そういった講師に対する礼儀を欠くことなく、自主的な学習を前提にメールなどで疑問を送らせていただき、回答を得てきたというのが私なりの学習の仕方でした。

難しい本を読んでも、時間がかかるわりに理解できていないことが多く、この無鉄砲で無礼きわまりない自己中心的な方法は、多くの先輩や講師の方々にきっと迷惑を掛けてしまったのだろうと思っています。しかし、おかげさまで私は少しずつ知恵袋を増やしていくことができ、現在を迎えています。いつか私も人のために役立つことができるようになり、恩返しをしたいと思っています。看護管理者は本を読むこともその一つとして大切ですが、広く外に目を向け、身を置き、たくさんの人脈をつくり交わっていくことは、楽しくもあり有効な知識を瞬時に得ることができる、最も効果的な学習法といえます。

わたしの心のジレンマ

「たいした教育も受けていないのに、管理職を任せられてよいのか！」と迷い悩む管理職もいると思うのですが、確かに私自身も同じ状況にある一人です。看護大卒でもないし、社会人修士課程を学んでもいない、ましてや認定看護管理者の教育も受けられない状況の中で、看護部長という職にあってよいのか、といつもジレンマを抱えているのが本音です。

看護協会ニュースでは看護師免許の取得率も高くなり、看護師の割合は准看護師を大幅に上回ります。

約150万人の看護職員の内訳は約100万人が看護師であり、約40万人が准看護師であるという状況です（2014年現在）。民間病院でも大卒看護師の採用も珍しくない状況へと変化していく中で、高学歴ではない看護師や准看護師は、大卒看護師と一緒に働くことに脅威を感じることもあるのではないでしょうか？　ましてや師長などは、自分が受けた教育を超えた教育を受けた部下ができることに、心中複雑な想いがめぐっているに違いありません。

それゆえ、スタッフ間に起きるさまざまな問題への対処どころか、自分自身に自信を持てなくなっていくことも分かる気がします。

現場の看護ケアや業務改善に起因する意見の食い違いは、余分な葛藤やプライドと戦いながらも視点を見失わないように建設的な解決を見いだすために、一言では説明できない心境もあるのだろうと思えるのです。

しかし、「問題は難しくしないことが重要」だと思います。「知らなくてもよいではないか」、「知恵を借りればいいのだから」と素直に思えばよいのだと助言することを絶えず繰り返し行っていくことが看護職員への支援ではないかと考え、部署ラウンドを増やし、不協和音の予防に力を注いでいます。

私たちの長い看護の現場経験は、患者の痛みを知ろうと努力し、つらさに共感しようと努め、上下間の厳しい医療の時代を生き抜き、共に支え合ってきた、そして多くの患者の社会復帰を支えてきたというまぎれもない実績があるということを、思い起こしてほしいと心から訴えているのです。

「知らないことは恥ずかしいことではない」ことや「知らないことを知らないとはっきり言い、知恵と経験を調和させていく」ことが最も能動的であり、自分自身も含め現状に萎縮したり、妥協したり、甘えたりせず、正当な議論を展開できるよう努めていきたいと思うのです。

看護部が足並みをそろえ、呼吸を合わせることのできる毅然とした組織に成長させるためには、自部署の弱点を克服して相手の話をよく聴き、専門職として学習を積みながら、医師や他職種に対しても正しいことを看護の切り口から意見できるようにならなければならないと思います。

看護師長の成功を助けるために

看護師長が上手に仕事の分担をしていくことは、管理能力の一つとして重要な要素であることをお話ししましたが、看護管理者もそれは同様です。

看護師長に仕事を依頼するときは、相手にこの仕事が全プロセスのどこの部分なのか、最初に明確に示す必要があります。そして、成果を上げたときに自分や相手にどんなメリットとなり、病院組織に対してどう貢献することになるのか話すことが重要となるのです。

「仕事の依頼」からヒントを得て、主体的な自分自身の目標設定へと組み立てて、システマチックに展開できることが求められるのです。育ってほしいと望む理想的な管理職は、短期の業績管理と長期的で戦略的な仕事の両立ができる人材であり、日頃の現場で起きている事柄を教材として議論や検討をする中で教育していくことが、最も実践的な成果を上げられるのではないかと思うのです。

私は管理職カルテと称するキャリアデザインシート「わたし暦」を活用し、個々のキャリアプランも支援しつつ、自己の長期的業績評価につなげ「やりがい支援」となることを期待して、年度の初めに意思確認やライフ・イベントの変化にそったライフプランの変更などの確認を行っています。

現在のところ、スタッフも看護師長も目標管理の短期的目標（おおむね1年間）は、目標面接をとおして自己チェックもされるので、それなりに一生懸命遂行されています。しかし、2年後、3年後の仕事となると、自分自身がその気になって挑戦していかないと意識から飛んでしまっている状況でもあり、ハードルの高さを実感しています。

長期的目標をブレることなく管理していく方法（道具）として、病院機能評価が求める医療現場の質の向上をどう成し遂げるかを常々想像し、独創的なアイデアで「可視化」しながら出来栄えの評価をしていくことが最適であり、自己の士気を落とすことなく自己管理していけるのではないかと思います。

将来はどんな病棟になっていたいかを想像する、そしてそのために看護師長として何がやりたいか、スタッフにどのように協力してもらいたいかを明確に語っていくことができれば半分は成功です、と激励しているのです。過去からの実績を風化させないために、企画書と報告書、そして改善事例集などの保存は大切な職員教育のアイテムとなるであろうと、その歴史を大事に綴って活用しています。

自分の失敗から伝えられること

病院経営への参画というテーマにおいても、上層部や他部署から、たかが看護師などといわんばかりの扱いで、理不尽な批判や敵視を受けることはよくあることです。だからといって事を荒立てて、後にしこりを残しては、かえって仕事がやりづらくなり非効率的ですから、看護師長にはトラブルにならないように対処することが重要なポイントであることも、事あるごとに伝えています。

同じ時間をかけるにしても、トラブルを引きずった結果の時間的ロスと、自分が攻撃される対象にならないために使う時間のロスとでは、仕事の成果が異なってくるもので、何も相手が味方にならなくても敵にしなければよいという感覚で仕事を進められるずうずうしさも必要だと思うのです。私は自分が経験した失敗事例をよく看護師長に話して聞かせますが、自分が失敗したからこそ同じ失敗をさせたくないという思いと、その反面、傷つけてはならないと心配で任せられないという思いとが錯綜し、業務の依頼に迷いがあることも事実です。

「育てるためには任せる」とよくいわれるとおり、話して聞かせ、やって見せて、伝えられるだけの情報を与えてやらせてみる、看護管理者は「任せることへの準備」をきちんとしておくことに全力投入することであり、失敗を恐れていては人の成長は望めないのだということを実感しているところです。

看護管理者は次の世代を担う人材を自分の手で育成する、最近はこれが最終課題であるようにも思えてならないのです。ゴールを急ぐあまり、考えさせたり選択させたりができないという事態を招かないように配慮することが、大切なのだと思います。

10 「チーム連携」看護師が担う役割とは

医療組織は横断的に

医療を決定付ける要素は「医療費とマンパワー」がキーワードであり、医療機関においても少し前は看護師不足、そして今は医師不足と、医療機関に掛かる負担は増大していくばかりです。

最近はどこへ行っても「チーム連携」が熱く語られていますが、それが図れれば全ての問題は解決するような錯覚に陥っているのではないかと思えます。「チーム連携」と表現している中身が、具体的に何をどうすることなのかが重要だと思うのです。

ここに一定の決まりごとは存在しないのかもしれませんが、「チーム連携」の形を見えるようにしていかなければなりません。看護師や医師が足りないから「チーム連携を強化しなければ」という管理職がいましたが、そういうことではないと思うのです。チーム医療・チーム連携について、何もいまさら特別なことのように取り上げる問題ではないということを認識していきたいものです。

そもそもチーム連携はどのような医療機関、職種間においても、一人の患者に関わる情報の共有化と活用、さらに医療行為における専門技術や専門知識の効果的融合からなる、質の高い治療成果を目指しているものです。

チーム連携の大目標がここにあるとすれば、その具体的運用において決定付けておきたいことは、「仕事や権限の委譲」と、「全ての職種が協力して業を成す」ということを組織として再確認し、「医療従事者が誇りと責任を持ち、チーム連携の充実を図るよう努力する」というものでなくてはなりません。医療機関における医師や専門職集団・事務関係職員は、皆平等な立場で自分の意見を発言して議論できる医療環境をつくり出し、お互いに管理していくことが「誇りと責任」を持ったチーム連携であり、質の高い医療の提供に結び付くのではないでしょうか。

医師には質問できない・意見を言えない、CEは苦手、看護師は苦手、私たちは事務なので……など、問題解決のためのカンファレンスの場で専門的根拠をくすぶらせたままで、職域や立場からの身勝手な意見回避は、明らかにお互いが自分の仕事に責任を持っていないと言い換えることができます。医療組織は縦断的ではなく横断的なものだということに、それぞれの職種があらためて目覚を持ってほしいものです。特に看護部は、チーム連携においてあらゆる職種と日常的に密接に関わりながら仕事を進めているわけですが、「誇りと責任」を自覚していくことと、行動する勇気が求められていることを周知し、教育していくことが必要だと思うのです。

医師や看護師が不足している医療現場の中で、チーム連携を正しく認識した上で、医師や看護師、コ・メディカルの役割の明確化や、それに伴う業務の有益な分担化はどうすればできるのか、各職種が膝を交えて議論していく行程（プロセス）が重要であり、本当の意味での問題の共有化の始まりであると思うのです。

まず話し合いの機会をつくり、課題をテーブルの上に広げることがチーム連携の具体的な一歩であり、それこそが可視化するということなのです。専門職の手でいかに効果的に診療計画の成果を上げていくか、また、その中で看護師が果たさなければならない役割に専門性を失うことなく、「痒いところに手の届く心づくしの看護」を実践できるよう、「チーム連携の医療」を語っていかなければならないと思うのです。

患者に届く看護師の専門性

極端かもしれませんが、いくら接遇が良くても、建物が近代的であっても、女優のような笑顔があっても、医療はホテルや居酒屋のサービスとは目的が違うのですから、これだけでは完全な患者満足を達成させることはありません。治療に対する安全・安楽・正確性・確実性が実現し、個々の患者にとっての最終目標が達成できたといえるときが、患者満足であると大半の職種が思っています。

そうはいっても、医療において病気回復のための患者本人の気力はとても重要であり、その気力を持たせたり維持させたりするのは、医療者と患者の信頼関係に尽きると思います。患者の気力アップを促すエネルギーは、主に家族・医師・看護師により与えられていくものであると、多くの看護職は経験してきたと思います。この信頼関係構築のプロセスに必要不可欠な要素は、まず患者自身が「期待を裏切られない対応を受ける」ことであり、「心づくしを感じた対応」がキーワードであるといえます。人はぬくもりという温かさを感じたとき、大切にされていると実感し、信頼する気持ちが自然体で生まれてくるものだと思うのです。

昔はナースキャップといえば看護師の象徴で、小さな子どもからお年寄りまで、誰が見ても看護師であることが分かり、白衣の天使ともいわれるくらい頼りにされてきました。

患者や家族は白衣やナースキャップを頼りに、「常に看護師に視線を送りながら」安心の確認をしていたように思えますが、今はその象徴もなくなり、ユニフォームも年々変化しています。ワンピースからスラックスタイプが増え、リハビリや薬剤師、管理栄養士などをはじめとする医療技術系の職員、そればかりか医師との区別もしにくくなりました。施設によっては受付職員も白衣を着用しているところもあるようです。これらは施設それぞれの深い考えによるものですが、病院内はユニフォームによる職種の区分はほとんどできなくなってきたといえます。患者や家族にとって、医療側の職員はただすれ違うだけでは何をしている人なのか判明しづらく、不便は確かにありそうです。そういった患者の心理も考え、どんな場所でどのような職種の職員が対応しても患者に不便を掛けない対応が望まれるのです。

今までは白衣やナースキャップに覆われていれば、「優しさと信頼」のお墨付きを貰えていた「なんちゃって看護師」も、他職種の質の向上とともに色あせていかないよう、さらに磨きを掛けていかなければならないと思うのです。

「看護の専門性」は「今の質の振り返り」から始まることを再認識していきたいものです。

近年では多くの医療機関に受付・薬・会計をはじめ、広い範囲で機械化が普及し、病院側の効率化が評価される一方で、来院するたびに戸惑いからくる不安に、心身ともに疲れきっている患者も少なくありません。

医療機関は近代医療の成長や進歩を遂げるため、さまざまな創造的・経済的努力を行ってきました。しかし患者側のストレスに対する対策は十分ではなく、苦情・クレームも増えている医療サービス環境が存在していることも認識しなければなりません。

患者にとっては身近な便利屋さんであった看護師も、専門性の名のもとにだんだん遠い存在になったのではないかと思うときもあります。病院と患者の信頼関係を築くきっかけづくりの役目を担っていた看護師であったはずが、チーム連携が誤った概念でスタートしたときには、ともすれば患者抜きのチーム連携で、医療者側の満足だけで終わってしまう可能性もあるのではないかと思うのです。

こんな外来は氷山の一角

先日、ある病院を受診しました。ロビーには案内係（ボランティアの方々も含む）という職種の方々が初診時、受け付けの仕方、書類の記載方法、機械の使い方などの説明や案内をし、活躍していました。混雑しているロビーでは、どちらかというと流れ作業的に案内が行われていて、しっかり聞いていないと聞き逃してしまいそうな勢いもあり、私自身も緊張した面持ちで最初の関所を通過した思いでした。

自分の前に並んでおられた高齢のご夫婦と思われる患者さまが、看護師から説明を受けている内容を聞きながら、次の順番を待つ一人の患者として、「心の準備」と「おおよその段取り」を想定しながら説明を受けることができました。自分がこれからどの方向へ行き、どのように手続きをするのかなどを理解して「ほっ！」とした気持ちになったことを覚えていますが、聞き返したら悪いと思う気持ちも働き、聞き取りに結構なエネルギーを要した気がします。

この第一関門であるロビー内での作業を終え、次のステップへと前進します。

しかし、ここからはＮｅｘｔ案内による矢印や、案内掲示板を頼りに目的地を目指すわけです。私は説明どおり経路を間違うこともなく、目的の診療科に到着し、順番を待ちました。それから間もなくして、先ほど私の前で説明を聞いていた老夫婦が訪れました。30分以上も私より遅れて来たことに興味を持たずにはいられなくなり、何となく意識がそのご夫婦に集中していました。いくら歩く速度が遅いといっても、5分もあれば到着する場所にどうしてこんなに時間がかかったのだろうと心配になりつつも、特別お困りの様子もないようなので、気にとめながらも静観していました。ご夫婦は診療科の受付窓口に紹介状らしき書類を渡していました。受付職員は書類を受け取り「お呼びしますので掛けてお待ちください！」と言い放つと、黙々と処理を始めました。ご夫婦はしばらく窓口付近に立っていましたが、ようやく待合の椅子に座ろうと思った様子でした。しかし、椅子はあいにく全部ふさがっていて空きがなかったのです。隣接する別の外来前の椅子は少し余裕があり、空いています。たいした距離ではないし、腰を下ろされればよいのに……と見守っていますと、お二人はそのまま椅子が空くまで待っている雰囲気でした。私は当然のこと、椅子を使っていただくように話すと、快く喜んでいただけました。

これが縁となって交わした会話から、ご主人が奥さまの診察に同行しているということや、初めての受診であること、駐車場からすでに迷ってしまったこと、病院が広く人がごった返していてそれだけで不安になり、心配していたとおりトイレに寄ったらどの方向へ行くのか分からなくなったこと、エレベーターで降りる階を間違えてしまったことなど、「全く大変ですよ」とご主人は笑みを浮かべながらポツリとおっしゃいました。この一言が病院に来る大変さを指しているのか、あるいは自分自身の年齢的衰えを嘆いているのか、ご主人の胸中を図り知ることはできず「そうですね」とうなずくことしかできませんでした。ご主人は続けて、自分たちは耳が遠いわけではないけれど、いつ呼ばれるか分からないから、受付の人の顔が見えるところにいないと安心していられないのだと話しました。

大病院〜コンクリートジャングルの危機

この日、患者として病院を訪れた私は、さまざまな患者さまの行動や会話を見聞きし、あらためて強い教訓にしたものは、「ちょっとした気遣いが患者に大きな安心を与える」という当たり前の病院サービスであったわけです。

人間は肉体や精神、何らかの「弱者」という立場に至らないと、心の底から何を医療機関に望みたいのかは、答えが見つからないのかもしれません。多くの患者が望んでいる病院の対応とは、スピード化や情報開示だけではなく、「顔の見えるつながり」という昔ながらの人にしかできない交流、ぬくもりのある対人関係をよりどころにしているのではないかと思うのです。

特に大病院はコンクリートジャングルのようで、白衣を着た人とすれ違っても、言葉の通じないロボットが往来しているようだと言った人がいます。近代化しなければならない医療情勢や世代交代の波に、変わらなければやっていけないこと、これも現実の一つです。しかし、時代が変わったとしかいえない状況だとしても、少なくとも高齢化社会は進行中であり、特に医療にあってはこの殺伐さは人の手で解消していかなければならないのではないでしょうか。

長い間通い続ければ、「顔なじみです」という関係も成立するかもしれません。しかし病院は美容院やエステ、居酒屋やレストランとは違い、「またのお越しをお待ちしています」という関係にはそうそうなるところではないし、そうならないことを願うわけですから、医療提供というサービスは、玄関から玄関までたった一回の来院患者に与える影響は非常に大きく、病院と患者をつなぐ信頼の形成を風化させてはならない関わりがあるといえるのです。

また一方、患者同士の間にも社会全体の人間関係の希薄さがうかがえる気がします。お互いに「余計なおせっかいはやかない」と言わんばかりに、困っている人がいても見守っているだけで声は掛けない、席を譲ることもしない、横の荷物をどかすこともしないといった、「他人に興味を示さない」様子が目に焼き付きました。

シルバーシートなど、優先表示があれば座ったりはしないが、ないのであれば座る権利はある、携帯電話は○○ではご遠慮くださいと注意書きがあれば使わないが、なければ関係なく使うといったような殺伐さ。生活自体がマニュアル的行動に慣れてしまっている人が増えていることに、虚しさを感じます。医療・看護のサービスを確立することとは、こういった文化に対し、私たち看護師としての感性でもう一歩踏み込み、微調整していくことではないでしょうか。

先日、ある患者さまより直接お話をいただくことがありました。

「病院とは何なのでしょうか？　ただ先生や看護師の言うことを聴いて、体さえ良くなればよいのでしょうか？　入院生活によって生じた心の傷のケアなど、分かってもらえないのでしょうか？　医療者には目的以外、耳を貸してはもらえず残念です。思い切って師長さんに話してみましたが、一部の方々のご様子は変わることなく落胆しております」。

このおしかりには、胸をえぐられるような痛みと悲しみを感じました。なぜなら、このご意見には、医療職の心の中の闇を見透かされたという思いと、そんな自分が医療人を名乗っていたことへの申し訳なさがあったからです。お互い一生懸命であったにもかかわらず、なぜこのような思いにまで患者さまを追い込んでしまったのか、専門職として考えなくてはなりません。

11 医療従事者間の苦情・クレーム

看護師のローテーションに寄せる思い

苦情・クレームといっても患者さまからではなく、医療従事者間で出た苦情・クレームから、看護部組織の体制管理の在り方を考えさせられた出来事をお話したいと思います。

ある医師から「無意味な勤務交代は看護師の立場を低くさせるだけです」と言われたことが始まりでした。

「はっ!」とすると同時に少しの戸惑いを感じ、考え込んでしまいました。確かに看護の世界も現在では、多くの分野で専門看護師・認定看護師が誕生し、看護師のクリニカルナース・スペシャリストとしての活躍が期待され、現状での配属先も迷うことなく専門分野に決定していることと思われます。これこそが患者さまも医療チームも誰もが望む体制であり、本人も専門的知識をアクティブな臨床現場で活かしながら看護を実践できたら、質の高い医療・看護が達成され、モチベーション維持ともなり、理想的勤務体系だといえます。

しかし、そういった動きが徐々に広がりつつある中でも、実際の看護現場ではそんな理想的な話は別世界のことと、看護師自身が大きな乖離を感じているのです。それどころか、この懸け離れた看護体制そのものが、病院組織の運営には欠かせない大きな機動力になっていることを、看護師が誇りとしている側面もあります。それによって理想に近づけることさえままならない厳しい状況の中でも、何とか明日への看護を断ち切ることなくやって来られたといえるでしょう。

看護師のローテーションは人材育成の一環といわれ、施設により多少の違いはあるにせよ、3～4年程度で配置転換が行われているといえます。

私たち看護管理者は、看護師の働く現場の状況と組織の目標とする医療を実現するため、どんな不測の事態が起きても対応できるように、各看護師が一定の能力レベルに達しているということが重要な管理課題の一つであると認識しています。そのためにはローテーションは必要不可欠な対策であることは間違いなく、「無意味な勤務交代」ではないのです。

しかし、個人的には医師の言い分にも一利あると常々感じていますし、ましてや民間病院で専門看護師や認定看護師など、採用や誕生といえば皆無です。そこで、院内の新人看護師やその他の看護師のキャリアプランを支援する体制を、「目標管理面接」から見いだすことはできないかと、実際には難しい問題も連鎖してくることは想定内のことでしたが、少し考えてみたくなくなりました。

何か少しでもこの民間病院で、看護師の専門性を高めていけるシステムを考案できないか、また現在ある医療職の間に横たわる問題解決の良案はないか、「答えは現場から」が私のモットーですから、現場の聞き取り調査に入ったのです。

透析看護の実情から

私が勤務する病院は透析が中心の入院施設でもあり、長期にわたり治療を余儀なくされる患者さまにとって、看護師の異動は大きな問題です。しかし、数年前に離職・産休などが要因となって新人や中堅看護師の割合が著しく崩れてしまい、やむなくローテーションを決断したことがありました。看護師不足の折り、背に腹は変えられないという気持ちが先立ち、看護部の安全な管理体制を考える上で全体バランスという視点からは仕方がないことと、スタッフからの反対意見に耳を貸す余裕もなく、やりすごした記憶があります。

本来なら看護師や、それ以上に患者さまの立場から、配置転換についてもっと奥深く考える必要があったことが、胸の中のしこりとして残っていたこともあり、今回の医師の言葉がガツンと響いたのだと思います。

透析患者さまは導入期の絶望感、導入期から現在に至る金銭的なものを含む生活上の不安、長期透析に伴う合併症の悩みを抱えています。絶望感は透析そのものに対するストレスに加えて、透析治療を今後一生続けていかなければならないという拘束感や死への恐怖、そして現在の生活環境が維持できるのか、どの程度の支障を来すのかというような心理的問題から発生していると考えられます。

職業や金銭面での不安は、家族を養わなければならない、自立したいという気持ちの現れです。さらに、例えば思春期から導入した患者さまなどでは、他の人に知られたくないという想いが強いことなど、心理的な問題へのアプローチには、透析看護のスペシャリストとして勤務する看護師が当たることが最も望ましいことです。透析療法の長期化に付随して起きる合併症はＡＤＬを阻害し、ＱＯＬを低下させるという意味で、大きな問題でもあります。まさしく看護師の専門性は重要であり、慎重に人事をしていかなければならないことでした。

透析アミロイドーシスが原因の神経症状、繰り返すシャントトラブル、骨合併症など、痛みを伴うものに対して、「こんなに痛い思いをするなら死んだほうがましだ」と患者さまの口から告げられることがあったり、また、歩行困難から透析に通うこと自体が大変になってきた人も増え続けています。そして長期透析患者さまに最も発症頻度が高く、ほとんどの患者さまが悩まされる「手根管症候群」の痛みは、日常生活に悲劇的ともいえる支障をもたらしているのです。箸が使えない、ボタンが掛けられない、文字が書けない、靴下も履けない、財布も開けられない、物が持てない、指先が使えないなど、ＡＤＬを阻害し絶望感を助長させているのです。

多くの透析施設には、「問題患者さん・わがまま患者さん」というレッテルを貼られた患者さまが存在していると聞いていますが、看護師たちはこのような方たちには共通の問題があるという認識に至っている様子です。その多くは水を飲みすぎて体重の増加率が大きい方々で、たくさんの水を除去しなければならないので、治療中に血圧降下・下肢の痙攣・ショックなどの症状をしばしば起こします。

このため仕事は増えることになり、スタッフは頻回の血圧測定、体外血流量の調節、徐水速度の調節、透析液濃度の調節、補液の準備と実施、昇圧剤の使用、温罨法の実施、下肢のマッサージ、ショック時の対応、また、それに伴う医療看護記録などに追われることになるのです。

このような患者さまに対して、スタッフは生活を何とか改善してもらおうといろいろな努力をしますが、効果は非常に薄く、心不全・脳出血などの合併症を起こしやすく、短命に終わっている事例をたくさん経験してきました。

チーム医療を支える専門性

患者さまにとってみれば、だからこそ熟練した看護技術と確かな専門知識を持って、適切な看護を実践してほしいというのが正直な気持ちだといえます。しかし、医師は専門でも看護師は未熟者ということもなきにしもあらずという現実があり、これは透析室に限った問題ではなく、それぞれの部署に存在しています。

その事実を踏まえ、患者さまには不安を与えないように、本人やその周囲の看護師は苦労の連続です。

なぜこのようなことが起きるのか。看護部の配置転換等が、その大きな要因の一つになっていることは明白です。いちいち患者さまに「異動になったばかりで……」という言い訳はできませんし、唯一許されているのは、「新卒看護師の立場での未熟さ」というものしかないような気がします。

それでも患者さまは技術も十分でないことが想定できる新人看護師に、自分の「二の腕」を差し出すことは、できれば避けたいところでしょう。しかしこれをしてくれるのは、ひとえに患者さまの新人への思いやりの気持ちによるものです。本来なら、同じ診療費を払うなら（透析以外の疾病治療の場合）満足のいくサービスを受けたいと思うのが当然で、未熟な知識や技術の看護師に遭遇しないことを願っているのが本音だと思います。

しかし、現実には新人看護師ばかりでなく、配置転換で異動する看護師も、注射や湿布などの単一的な看護技術は備わっていても、診療科の疾患の特殊性を理解して適切な看護援助ができるかといえば、できるようになるまでのタイムラグも生じます。それは、個人によってもその成長差は異なる部分でもあります。このような現状においてチーム医療を行う中で、医師やコ・メディカルにも多大な協力を仰ぐことは明白で、配置転換は看護部だけの問題ではないということができます。

専門性を引き出す取り組み

透析医療の特徴は、生涯医療と全人的医療、そしてそれを支えるチーム医療といえます。看護部では透析看護の専門性を発揮し、人材の有効活用と確保対策として配置転換の対象から除外することを決定しました。さまざまな問題が巻き起こる看護部ですが、その体制の中で一人でも配置転換の職員や新人の育成に関わり、患者さまに苦痛や不安を与えず、チーム医療の力を太らせてくれることを期待しました。そのため、透析室のほぼ全員が異動対象者のリストから除外されていました。

透析認定士の資格も経験年数の受験要件もクリアし、チャレンジは毎年合格者を出しているところまで成果を上げてきました。

チーム医療の目的をスタッフ間の仕事上のやりやすさに重点を置くと、患者さまの満足と安心感は蚊帳の外となってしまいます。患者さま本位の医療にならないことを教訓として、チーム医療についてできるところから考え、みんなで議論し踏み込んでみた結果です。

この意図を看護部の全てのスタッフが理解し、専門職としての責任と相互理解を深め、慢性疾患における医療チームの活性化、カンファレンスの重視などに着目し、自らの専門的視点から意見を出し、相互に補完し合うことが重要になってくると思います。すなわち、透析室については医師とコ・メディカルスタッフに分けるのではなく、全てのスタッフがメディカルスタッフだという気持ちが大切になってくると思うのです。

医師からのリクエスト

看護師の日常業務の記録は、患者さまごとの透析記録、業務管理日誌、患者さま情報共有ノートなど数々ありますが、それらの記録において文章の不備が多数見られるという指摘を受けました。

これは一概に看護師特有のものではなく、臨床工学技士にもいえることで、記載文章が単なるメモ程度のものが多く、最低でも第三者が理解できるものでなければなりません。患者さまの訴えなのか記載者のコメントなのか判断できないものや、透析条件の変更時の記録において、その変更理由などの経緯が記載されていないこともしばしば見られます。

記録は重要なデータベースであり、またチーム医療を円滑に行うための重要な情報源ですから、日頃から適切な文章を書くように心掛けなくてはなりません。透析医療に未熟であれば、このような事態が起きても不思議ではないことが判明してきます。こういったところでチームにも患者さまにも大きな迷惑を掛けてしまうことが、実質的な損失だと思うのです。

医師不足などの背景により、各職種の業務内容が見直されています。これは仕事そのものの分担化もあるとは思いますが、それ以前にそれぞれのスタッフが培ってきた能力をフル回転させ、全力を尽くすこと。また、現場看護師は他のメンバーにはない専門性を持つことで、適正なチーム医療を現実化させ、医師が治療方針を確立するために役立つ判断材料を患者さま情報として採取することを、一番に行うべきではないかと思うのです。

透析の急成長期時代を経て、度重なる診療報酬の削減により、透析の質と安全性を確保しつつ看護部としての合理化を目指さなくてはなりません。チーム医療の在り方や形態も、時代の流れにより進化させていくことが重要なのではないでしょうか。

この流れのキーワードは「自立と連携」であり、これはチーム医療そのものを指しているといえます。現代は、医師やコ・メディカルがそれぞれ責任を持って、できる専門性を明らかにし、「自立」しなければならないと思うのです。

何でも屋の時代は終わった

施設内において1カ所に長居させるメリットとデメリットを天秤にかけ、またはふるいにかけながら行わなければならない問題点や課題は多岐にわたっていますが、今のところ、これ以上の対策は打ち出せません。

配置転換に際しては場当り的な発想で臨むのではなく、まず患者さまのためのチーム連携にまで視野を広げ、バランス感覚のある勤務異動が検討されるべきなのです。

中小規模病院では「何でもできてなんぼ」という考え方から脱却し、みんなで変化させていく意識を高めていくことが重要だと思います。患者さまの安全や医療の質向上を図るためには、こうした問題から目をそらさず、管理者自身が問題意識を持って、管理に当たらなければならないことを痛感した出来事でした。

12　院内研修の効果に期待するもの

人の力を引き出す院内教育

医療経営の厳しさが加速度的に進んでいく中で、病院サービスに求められる質と量はますます増え続けています。

病院で最も多くの部下を抱えている看護部長が、マネジメント能力を発揮し、部門のリーダーとして看護部をいかに率いていくのかが病院経営の要であり、大きな成果責任を問われています。マネジメント能力とは、まさに「経営」という言葉を指していると考えています。

経営の資源（財産）である「ヒト・モノ・カネ・時間・情報・ナレッジ」を運用しながら、病院組織がチャレンジしていく課題を幅広い視野で、さらにプロアクティブ的（先手必勝）な意識に立ち、一つひとつクリアしていくことがマネジメント能力であると思っています。看護管理者はあの手この手で組織の現状に沿った実現可能な方法を模索し、実行部隊を率いていかなくてはなりません。

経営改善といえば経費節減という言葉がまず頭に浮かんできますが、経費節減というのは働く者にとっては大きなストレスです。無駄を省くことばかり言われて、必要な予算も計上できずに我慢を強いられる。その上ボーナスカットなどの収入減が起きれば、誰だって嫌気がさしてきます。それが分かっている私たち管理職は、ポジティブな発想にスタッフのモチベーションを向けられるよう考えることが必要です。

スタッフのパフォーマンスを最大限に引き上げ、対価を得るサービスにつながる人材の育成を強化することが、全ての始まりであり、最重要課題だと自覚せざるを得ません。

さまざまな環境の変化の中で組織として生き残るためには、ビジョンをしっかり打ち立てることであり、単なる「想像」ではなく、組織がどのような状態になっていたいのかという姿を「創造」することなのです。ここでは、人の力を引き出す「院内教育」に試行錯誤してきた実際を、ご紹介したいと思います。

仕事と勉強、ゴールの違い

院内教育の最終目標は、職務に必要な知識・技術・コミュニケーションスキルを向上させ、「できる看護職」を育成することです。実践型の人材を育てたいという思いで院内教育委員会、看護部教育委員会を立ち上げ、設置後も重点的にバックアップしながら、フォロー体制を崩さず深く関わってきました。しかし最近、その成果を評価していく過程で、仕事と学習（研修）の関係性についてスタッフはどのような意識を抱いているのか、小さな疑問が生まれました。

もっと単純にいうと、研修を受けても（勉強はしても）それは仕事の中で活きているのかということです。ようするに、勉強型の努力をどんなに一生懸命しても、仕事ではあまり報われていないのではないかと思えるのです。

例えば、勉強は「分かる・知る・聞く・覚える」などの解決策があり、問題にはたいてい一つの正解があります。さらに、どんな態度であろうと周囲に迷惑を掛けなければ減点はされません。しかし、仕事は違います。いくら正解を知っていたとしても、愛想もなく、態度も大きく、だらしない服装をしているだけで「失格の旗」を上げられてしまいます。また、仕事は正解が一つではなく、相手のニーズによって無限にあるのです。

あらためて仕事と勉強のゴールの違いを考えてみると、勉強はたくさん得点し、物知りになるという「自分を高める」ためのものです。一方、仕事のゴールは「自分を高める」こと以上に「相手をどう高めるか」で、つまり自分ではなく相手にどのような価値を与えられるかということを考えて、答えを出すことが仕事なのです。

「仕事のために勉強する」、確かにそのとおりなのですが、仕事と学習のゴールは必ずしも一致しているものばかりではないことを、認識しておく必要があると思うのです。

たかが受講カード、されど受講カード

当院では、日進月歩の医療に身を置く病院職員、また専門職として能力に磨きをかけるため、研修参加は自己研さんのための努力義務として、職務基準に明示してきました。これは一般事務職員から医療事務職、看護師、介護職、医療技術系職員などの、それぞれの資格や専門によって基準ポンイト

が定められており、例えば看護師は年間25ポイント、介護職は20ポイント、臨床検査技師は15ポイントなど、全ての職種に対して達成基準が明確にされています。

ポイントの加算は、1回につき院内研修は1ポイント、院外は2ポイント、学会発表演者3ポイント、伝達講習1ポイント、新規資格取得10ポイントなどといった取り決めがあります。病院からは職員教育予算として、平均一人1回の院外研修の参加費の支援をしており、その他学会発表や院外講師派遣依頼などの支援を受けられる体制が取られています。1年間をとおして、自己の目標管理・キャリアデザインに沿って、計画的・継続的な研修につながるよう自己選択して受講する仕組みを整え、推進してきました。

院内教育計画は年間で、院内教育委員会から68の研修企画、看護部教育委員会から58の研修企画が発表されていました。

研修テーマは、委員会が年度の終わりに次年度研修計画（案）を立案し、新役員により承認され、その年度の運営が始まります。

院内教育の大枠の1つ目に必須研修の枠を設定し、「医療安全」、「医療倫理」、「感染対策」、「病院機能評価」、「目標管理」を掲げており、2つ目として自己啓発の枠として「医療記録（POS）」、「救急処置」、「病院接遇」、「NST」、「院内研究発表」に区分し、細目研修が組み込まれています。

看護部現任教育の大枠の1つ目は、基礎教育を設定して「レベルⅠ～レベルⅥ」、「管理」を掲げており、2つ目は専門教育をタイトルにくくっています。その中には「看護倫理」、「看護記録」、「救急看護」、「プリセプター」、「リーダーシップ」、「看護研究」、「介護職研修」と細分化し、計画されています。

院内教育委員会と看護部教育委員会の研修が、できるだけ相乗効果をもたらすように、日時設定は連続性を持たせるよう十分に配慮し、内容もできるだけ参加型研修になるように企画しています。研修参加システムとして、全ての職員に研修受講カードが用意され、受講の際に持参して参加スタンプが押されます。

研修カードは過去からの自己学習の履歴が残されているので、目標面接等の資料として活用されるなど、個々へのキャリア支援に役立てています。また、スタッフ個々においても、例えば感染対策系で学習を積んでいる人は、その修学履歴がしっかり残されていますから、専門性を高めている過程を自覚でき、自信とやりがいにつながっていることが分かります。

NSTなどに関しても同様で、研修の選択的受講が個々の興味から専門性へと幅を広げ、自発的にNST委員に立候補するなど学んだことを患者のケアに実践し、状態の改善を追跡することで新たなやりがいとなっているような例も見られます。研修カードはそういった点で、職員の意識向上に対する重要なアイテムの一つとなっています。このように、職員は開かれたチャンスを自分のために活用するかしないかは本人次第という形で、強制参加を強いられることはありません。

仕事と学習でゆとりプレゼント

教育委員会は、全ての研修の参加状況を個人別にデータ管理し、参加者アンケートを全員に実施することにより、委員会運営の評価や反省を行っています。また、独自のアイデアで主体的な啓蒙活動を繰り返すことで、参加率向上を図っています。職員は、参加しないことで給料や賞与に直接的な減点が発生することはありません。しかし、努力が認められた職員に対しては、教育委員会が基準にのっとって審査し、病院長より年度末に表彰されることになっています。

副賞は高額なものではありませんが「お米券」、「図書券」、「QUOカード」などで、主婦から若者まで、ささやかなゆとり生活を応援する景品があるのです。しかし、このように運営に努力していても、参加状況にバラツキがあることは現実の問題でもあります。

院内教育を推進する上で、まずその第2段階として、他職種も含めて全ての職員が自己の成長や変化を自分自身が気付き、それを自分の口で他人に語れることが挙げられます。そのように「人に語る」ということが職場を引っ張る意識の高まりであり、大きな評価ポイントだと思っています。さらには、職員の「一人ひとりの知的生産性を高めていく」つまり、「仕事ができるようになる」という個人を増やしていきたいと考えています。

軒並み大きな仕組みの導入や制度改革といったことではなく、チーム医療を支える仲間が互いの価値観を理解し、現実に起こる困難事例やジレンマを共に解決していくことで、成長し支え合う仕組みづくりを目指しています。さらに仕事のことだけでなく、生活全般において変化が見られることこそ、私にとっての本物の人材改革・人材育成であるわけなのです。

限られた人材による知的生産性向上

人や物、給料を増やせば、良い医療を提供することを保証できるのでしょうか。それはないよりあったほうがよいに決まっていますが、なかなかそういうわけにはいきません。だからといって何の努力もしないで、厳しい医療情勢に呑み込まれ、世間のニーズを横目でにらみ、求められるレベルを低下させることを承知で、現状に合わせて仕事の「質」や「量」を下げることが私たちにできるでしょうか？

看護管理者の立場でこの問題を受け止めるとき、おそらく誰もが今すぐにでもできることから始めようと考え、行動すると思います。組織を成り立たせている職員の「一人ひとりの知的生産性を高めていくこと」、まずはそこに焦点を置くのではないでしょうか。

「知的生産性を高める」こととは、一人ひとりが自分の持ち場で良質な仕事ができるようになるということで、限られた資源をいかに転がしながら、いかに求められている成果に近づけられるかということです。人は褒めて育てる、厳しくすれば辞めていく、それが最近の風潮のように思います。

しかし、看護のプロになる人材だからこそ厳しく指導していきたいというのが、指導に携わる者たちの本音でしょう。そのためにも、指導者自身が魅力的な人気者であってほしいと期待し続けているのです。

昨日の自分との競争

個人や部署の活性化は、「自部署がやるべきこと」という日常のノルマと、「自分たちにこんなことができたらよい」と思える「ありたい姿」を共有することができれば、明確なスタートを切ることができると思います。

院内研修受講カードは、他部署や同僚との競争ではなく、昨日の自分との競争なのだと思ってもらえることが、私の期待する一番の成果なのです。

仕事と学習を結び付けることは、簡単そうで難しい問題であることを痛感している毎日に、仕事だけではない生活全般の振り返りが行えるような気持ちを呼び起こしたいものです。病院に寄りかかるのではなく、自分の足下で実践する高い志や大きな夢に向かって、仲間同士で支え合うことを可能にしていきたい、それが私の希望です。

時には元気・若さ・力強さ・個性・独創性・スピードなど、ナイナイづくしで焦燥感に駆られるときもあります。大病院でもないのにどこか官僚的というか、お役所仕事的な職場風土が顔を出すこともあります。

金井Ｐａｋ雅子氏が講演で、管理職の役割は「伝道師」、「問題を解決する人」、「まとめる人」、「戦略家」と述べていました。

私たちが奮い立たなくて、誰がリーダーシップを取っていくというのでしょうか。

私には、もっと掘り下げたい多くの課題があります。院内感染管理認定看護師の育成、リスク分析、KYTによる意識改革、医療記録の改善、介護職のフィジカルトレーニング、ICT巡視による包括的な安全管理のさらなるレベルアップ、そして、看護学生実習病院にふさわしい知識、技術、品格の向上など、やりたいことが山積しています。

やる気を失った看護師が10人でする仕事よりも、やる気と活力のある看護師であれば、人数は減っても仕事の成果は数段高いということは容易に想像できます。人の命を預かり守る私たちは、やる気を失った状態で看護に就いてはなりませんし、就かせてはならないのです。急性期だろうと慢性期だろうと、臨床現場はそんなに甘くはないのですから。

13 会議運営のブラッシュアップ

会議運営はコミュニティー型に変化させるべし！

医療機関ではＩＳＯや病院機能評価の受審をきっかけとして、「会議の場」がずいぶん増えてきたように感じます。これは医療の質向上を目的に多くの業務分担が見直され、委員会機能に力が注がれてきたということで、適正な医療提供体制が整っているか、建設的な実践活動が継続されているかなどの検証と、さらなる発展を遂げるための新企画に主体的に取り組む対策の一つであるといえます。

そこで運営される多くの「会議」が仕事の目的に沿って機能しているか、きちんと評価していかなければならないと思います。業務の一部として開催されている会議について、有効に時間が使われているか、つまり、メンバーの一人ひとりが持つ知恵や情報、アイデアが集約され成果につながっているかという視点で評価し、会議自体の質向上を図らなければならないという点に着目しなければなりません。

委員会組織図の再編成に入った当初は、委員会は増えるし、複数の会議のメンバーにはなるし、それだけで「うっとうしい」というオーラを放ってきた看護師や他職種に対して、「会議の質」などについて意見するような状況ではありませんでした。まずは各委員会のアドバイザーとなり、全ての委員会に参加しました。そこで会議の目的を共有し、同じ土台で情報交換できる仲間意識（コミュニティー）を育んでいくためのファシリテートを、1年間欠くことなく実践してきました。これが、病院機能評価に向け取り組んだ最初の改善だったように記憶しています。仕事の成果は準備や段取りで決まってきますから、この一年を長いと思うか、短いと思うかは人それぞれですが、今後の会議運営を効果的に実践してもらうため、指導者として「やって見せる」という大事な時間でした。現在、この問題について真剣に考えている仲間ができたことに、少しの進歩と心強さを感じているところです。職員自らが会議の現状について問題視する今だからこそ、会議運営の在り方を学び、会議やミーティングが有効な成果を導き出せる場になるよう改革し、磨きをかけていかなければならないのです。

やる気がしない会議

一般的に、会議について不満を感じている人たちからよく聞かれる言葉の中に、「会議が長すぎる、何も決定しない、単なる報告会、発言するのはいつも同じ人」というようなものが挙がっています。実際、過去にアンケート調査を行ったときに、同様なことが示されました。その上、職員に漂う空気は、不満を感じているが「何とかしてくれ！」と熱く叫ぶこともなく、むしろ「やる気がしない」、「どうでもいいけど」といった「冷めた空気」、「無関心の空気」がまん延していました。このことに対するショックは大きく、各委員会における会議支援が、独り相撲だったことに大きく落胆したものです。

会議が長いのは準備不足、または普段のコミュニケーション不足、一部の人しか発言しないのは上意下達の組織文化を反映している象徴と考えられます。肩書きや経験年数による上下関係が影響し、どうしても部下や後輩は気を使ったり、気後れしたり、それ以前に過度な緊張や勇気のなさから意見を述べられないことも多いと思うのです。

このような事情を含んで考えてみると、会議中に自分の意見を呑みこんでしまうことで、心の不満がストレスとして蓄積していくことも十分に考えられます。キャッチボールがない会議は「やったかいがない」、「思い入れもほとんどない」に等しいと思います。だから成功しても感激もないし、失敗しても責任も悔しさも感じないということになるのです。

最悪なのは「なぜ、こんなことをしなくてはならないのか」、「なぜ、こんなことをさせられるのか」という思いが募り、いつしか他力本願的な態度で会議に臨み、行動は起こせず、成果は上げられず、情けない会議に終わってしまうことです。一言で、「無駄な時間だった」という評価になるわけです。これでは運営側も参加側も報われず、最後は、互いが相手の責任ばかりを追求するような組織に転落していくことは、容易に想像ができます。

議長とファシリテーターの役割

会議運営は難しいと実感しつつも、やはり会議やミーティングは非常に便利で優れたツールであることは確かです。ただ資料を渡して、「この方法でいきますから、内容を確認しておいてください」ということでは、うまく回ることも回らなくなってしまいます。「フェイス トゥー フェイスの会議の場」をいかにうまくファシリテートするかによって、会議の目的が果たせるかが決まってきます。

私自身のファシリテーションの知識と実践のレベルは、ここで語れるようなものは何もありません。ただこれまで変わらず語り続けてきたことは、誰もがファシリテーターにならなくてはならないということです。ファシリテーターは特別なことではなく、会議の場面であればその目的に向かって、みんなが自由な意見を出しやすい方向へ働き掛けられる、「聞く心」を持った人のことだと伝えてきました。もっと専門的に言うことが必要なのかもしれませんが、私は職員にそれを理解してもらった上で、さらにファシリテートすることの質を高めていってほしいと願っているのです。

看護職においては日常の仕事と同じなのです。仕事のできる人は、ファシリテートが極めてうまいという印象を受けます。要するに「場の空気が読める感性の高い人」、さらに「場所の管理ができる人」ならなおさらで、少し訓練すればファシリテーションが得意な分野になるのではないかと思うのです。看護部には、比較的そういう人材が多いように感じますが、いかがでしょうか。

ファシリテーションのポイントは、会議のフェーズを「発散」と「収束」の2段階に分けて行うことが基本といわれています。発散は、「いろいろなアイデアや意見を出してイメージを広げていく」といったフェーズであり、何を言っても構わないのですが、相手の意見を批判することは禁止するルール、そして収束は、「決定に向けて議論を詰めていく」フェーズであり、ここでは結論を出すところなので、反論や議論は納得のいくまで行うことが、会議運営の上手な仕掛け人となるわけです。

会議の開催に対して、委員会の委員長が会議の議事進行を行っており、要するに会議運営の議長（責任者）ということになりますが、責任者はファシリテーターとは違うということを周知していなければなりません。議長を務める人は、あらかじめ会議のポジションを明確にしておくことが大きなポイントで、ポジションというのは会議への期待や事実・データなどを示し、これをもとに意見を出し合った果ての問題点を明確にする、つまり「現況の確認」をするという、最初の立ち位置を明確にすることが大切だと思います。ここをしっかり押さえてコントロールしないと、議論がテーマからズレたり、話が拡散してしまうことが多くなりがちです。その結果、何をテーマにした会議だったか分からなくなってしまうことも多々あるのです。

そして、会議では何を話し合うのかという議題設定には注意が必要で、例えば「新型インフルエンザ対策について」ではなく、「新型インフルエンザ感染対策のフローチャート作成について」という具合に、アジェンダをしっかり示すことが重要なのです。日常の会議を見ていると、どの委員会もこのようなところからしっかり指導しなければならない状況があると考えられます。

委員長会議を開催して

各委員会を仕切る議長の苦労は、とてもよく理解できます。ダメだダメだと嘆いていても仕方がありませんが、それにしても委員の中には、会議に臨む姿勢として最低限の自己責任を果たせないスタッフもいるわけで、明確な意識を持っている人は少ないと感じる場面に多く遭遇します。

とりあえず時間に集まり、ダラダラと、適当な時間を平然と費やす他力本願会議が普通になってしまっているほど、重症化している委員会も見受けられます。このような中で委員長（議長）への支援を強化しなければならないと思い、全委員会の委員長会議を開催することにしました。

どの委員会も、おおよそ共通する問題を抱えていることは客観的に見て明白でしたので、一斉に集まってもらい、基本的な会議への心構えを話し合ってみることにしました。

委員長等が抱えている問題は、前述してきたような要因があり、発生してしまうことを再認識してもらうことと、なぜこれだけの委員会が必要であり、それぞれが主体的に取り組まなければならないのかということを説明しました。

すでに嫌気がさし、ドロップアウト寸前の委員長もいた中で、まずはともあれ、日頃の委員会運営に対する感謝を伝えました。

そして会議がなぜこんなに増えているのか？　プロジェクトベースの仕事が多くなってきていることを、再認識してもらう必要がありました。

プロジェクトは定型業務と異なり、初めてチャレンジする内容が多かったり、期限が限られている中で一定の成果を上げることが求められています。だから会議の運営は重要なことなのだ、ということを理解してもらう必要があるのです。

患者や家族に、安心で質の高い医療サービスをリアルタイムで形に示していかなければならない時代であり、遅れを取らないようにするためだということを、再認識してもらわなければなりません。

それゆえに、組織の形態も階層型からプロジェクト型へ変化することが要求され、自発的なコミュニティー型へと進化していく必要があるのです。

コミュニティーを重視するということは、要するに会議運営上の最も重要なポイントは議論ではなく、対話を行うことであり、頭を切り替えることが大切なのだと伝えました。怒る気持ち、焦燥感、挫折感、葛藤が多いと思うのですが、まずはこれを実行することから始めてみるよう勧めてきました。会議は報告の場ではないし、まして説教の場でもないことを認識し、再チャレンジしてほしいとお願いしたのです。

会議をサポートするとは!

看護分野での多くの研修にはよく使われる手法ですが、張り付け式のメモ用紙の活用は効果的だといえます。出席者全員が自分の意見やアイデアを書き、ホワイトボードに張り出すことによって、全員の意見、アイデアが明らかになります。そして、書くことによって理論的な思考が身に付くというメリットも生まれてきます。

ただし、張り付け式のメモ用紙に事実以外の私見を書くときは、冒頭に「私が思うに」という言葉を加えて、あくまで個人的な意見であることを示す必要があると思います。なぜならば、「そんなことはないと思う」と反論をされることがあるからです。そんな議論の必要性がない部分で、余計な時間を費やすことはなく、私がそう感じているのだから仕方がないのです。このように書かれていると、受け取る側も深刻にならずにすみます。前述したように、現状確認では議論というよりも、できるだけ多くの情報や意見を出してもらったほうが、思わぬアイデアが出て解決策につながると考えられます。

そして最終段階で、コミット（いつ・誰が・どのように・何をするか）を決めていくことが大切です。さらに、任せた仕事のクオリティーを図ることで、コミットメント（責任・約束）が達成できたかを監査することも重要となります。ここまでしないと会議の成果は図れたとはいえないことを、委員長には認識してもらうことが大切だと思います。

会議は「誰が・いつまでに・何をするのか」、あるいはそれを順調に進めるために「誰がどのようなサポートをするのか」までが決まっていなければならないのですが、これは目標管理を導入していることから、管理職やリーダー、プリセプターなどの役割を担う人たちには、容易に理解してもらえたようでした。会議運営は「状況確認」、「解決策」、「コミットメント」、「サポート確認」という会議の流れを常に意識することです。

会議のブラッシュアップ

委員会は設置したものの、委員会規定、事業計画、課題、目標と打ち出したところまでは足並みをそろえたのですが、肝心なのはその中身です。期待していた活動や成果が見えてこない歯がゆさに、原因分析を行ってきましたが、理論と実際には大きな乖離があり、その指導の難しさを痛感しているところです。

こんな小さな組織であるにもかかわらず、事前の根回しやネゴシエーション（現場での交渉力）が必要だという現実は、非効率だと思います。そして、複雑に絡み合う組織内のそれぞれの立場を尊重して（侵さず）、準備を進めているという日本的なやり方に、若干のストレスを感じていることも事実です。しかし、それがないとまたうまくいかないことも現実なのです。私たちは組織に仕事を丸投げされているわけではなく、そういった行動も含めた調整が会議には求められているのだということを念頭に置き、頑張っていきたいものです。

いずれにしても会議は「ナレッジマネジメント」のツールとして、また業務の質の向上策として不可欠であること、そしてこれからますますブラッシュアップ（磨き上げて、一段と優れたものにする）していかなければならないということは間違いありません。自己の成長のためにも、習得していく価値のあるチャレンジであり、一歩ずつ確実に前進していきたいと思っています。

14　第三者病院機能評価Ｖｅｒ．6.0更新

あの感動から、私たちは再チャレンジのときを迎える

初めて手にした第三者病院機能評価「認定証」にこの上ない喚起を経験してから、早くも3度目の更新審査を迎えます。初回認定から14年が過ぎ、審査は新評価項目にバージョン変更となり（3ｒｄＧ：Ｖｅｒ．1.0）新たな再チャレンジとなります。

本来なら更新準備といっても、日頃から医療従事者あるいはその他の病院関係職員が、個々の活躍する場面で、患者中心の全人的医療や患者サービスを提供する努力を惜しんでいなければ、そう慌てることはないのです。しかし、それがそううまく軌道に乗らない部分を残しているのが実情であり、ましてや初回受審と異なり、分かっていながら改善対策を進めてこなかった事態に新たなメスを入れなければならないのです。

Ｖｅｒ．5.0もＶｅｒ．6.0も（3ｒｄＧ：Ｖｅｒ．1.0）も審査項目の項目数は増加したり減少したりしていますが、審査の視点は何一つ変わっていません。体制管理と実践現場の医療実態の整合性を丸ごと説明し、証明していくことが求められています。言い換えれば、「形ばかりのシステムを机の上で広げて眺めていてもダメですよ」、ということなのだと理解しています。

これは当院に限ったことではないように思われますが、医療のスタンダードを認識し、医療人としての職業意識や倫理観を組織として維持・成長させていくには、「更新」という機会を有効に活かし、第三者の評価に襟を正しながら成熟した組織づくりを行うことができれば、これほど建設的なチェックツールはありません。認定病院の更新の意義は、医療や看護、そして病院運営の質の確保および向上し続けることにあり、さらに、それを実行する職員が、自ら考え行動するサイクルをつくり出すことにあると思います。多くの管理職にとって、最も優れたアイテムの一つとなるのではないでしょうか。

距離感を縮めた協働作業

振り返ってみますと、前回の「認定証」に、私たちは大きな励ましとチャレンジする勇気を与えてもらいました。決して優秀な成績で合格したわけではなく（評点2があったにもかかわらず）、「今後の継続的な取り組みへの期待」が込められた一発認定であったことが、いっそうの喜びとなり、いろいろな意味で感慨深いものでした。このことで全スタッフは、医療という仕事に携わる者としてのモチベーションを大きくアップさせ、常々頭を悩ましながら行っている「人材育成・教育」の効果に、今まで感じたことのなかった「心の変化」、「心の成長」を一瞬の間に目の当たりにした気がしました。

病院機能評価受審が「人材育成のダイナミクスプログラム」であることは間違いなく、まさしく管理職にとって心強い支援であったと思うのです。当時の様子は、私自身にとっても看護部のトップとして忘れられない記憶として刻まれ、看護管理の糧となっています。自分自身の管理に対する未熟なノウハウで、全力を出し尽くした「組織づくり・人づくり」の大作であったように振り返っています。

受審のプロセスを思い起こせば、私自身がプロジェクトのリーダーとして、どれくらい膨大な作業が待ち受けているのだろうと一種の脅威を感じたものです。不安と少しの期待の中で、無我夢中で院内の全スタッフを巻き込んで取り組んだ月日は、忘れることはできません。泣いたり笑ったり、数々の衝突を繰り返しながら変化していく看護の体制整備は、長くもあり短くもあった時間でした。

訪問調査に臨んだ日、その出来栄えは80％程度でタイムリミットを迎えてしまいましたが、結果はどのようなものであっても残された看護上の課題を明確にすることができたことは、スタッフともども納得し、この取り組みに充実感を抱いていたことは明白でした。力を尽くして全員で一つの目標に臨めたこと、そして目標のハードルを超えられたこと、初めて声を大にして言える「真の共同作業」というこの取り組みは、管理職とスタッフを一気に身近な関係に導いてくれたと感じています。

「病院の質」は項目の掘り下げが鍵

看護部門における弱点は、Ｖｅｒ．6.0でも注目の「体制づくりと実践」の関係でした。

要するに、看護の基準・手順が整備されていても、使いきれているかどうかです。「飾られるためのものなど求めていませんよ」ということであり、一生懸命に作成されたことに対しては、「よく頑張りました、ないよりはよい」ということでしょう。

大事な評価ポイントは、それを整備して患者の看護がどのように良く変化し、患者の安全はどのように守られ、患者満足度はどのように図られているか？　ということなのだと思います。

前回の受審では、日常の看護実践をタイムリーに評価・修正する仕組みは構築されていたものの、その「習慣」が身に付いていないことを見透かされてしまったという、「二の句が継げない」指摘に納得することでした。それでもこの仕組みを定着させ、習慣化させる姿勢と意欲に大きな期待を込めて認定証は交付されたと痛感しており、進化させた様子を今回の更新審査で首尾よく示し、成長した姿を見ていただかなくてはならないと思っています。

患者満足の考え方について、例えば「手術は成功に終わった」という事実に対して、医師や病院は絶対的な満足であり、これに代わるものはありません。そして、これこそが病院や医療者の使命ですが、だからといって患者もまた生死を賭けた大手術、大きな侵襲を受けた手術の成功が患者の願う最高の満足に違いないと決めつけることはできないと、気付かなければならないと思うのです。

患者は手術が成功することが「最低の期待」であり「最高の期待」でもあるという、2つの側面を併せ持っているといえるのではないでしょうか。患者が主治医や執刀医、麻酔医、担当看護師、多くのコ・メディカル、MSW、看護助手など、全ての医療者に対して、自分の疾病を治療していくための信頼できるパートナーだと認めたとき、最高の満足感を得られる一歩を踏み出したといえ、玄関から玄関までの療養の一連の過程をとおして、本当の患者満足は評価されると思うのです。

医療は患者個人に総合的に反映してこそ真の質の高さが測れるものだと、私たちは考えてきました。

そのために、看護師の果たす役割は多岐にわたることを再認識し、その看護行動とはどのようなものであるかを考えることが、課題の克服につながると思うのです。

「看護部組織運営の体制」、「看護現場での実践」の整合性を図るには、看護の標準化という重要なポイントがありますが、前述した患者の療養に関する入院から退院までの道のりを、看護職が中心になって医師やコ・メディカル、事務関係者との良好な関係を築きあげ、スタッフ間は患者個人にとって重要（価値を生む）な情報を共有しながら、連携して対応するシステムを定着させる努力をすべきだと思うのです。

個々の主体性とリーダーシップ

当看護部は、一般病床と医療療養型病床の2看護単位からなる組織です。看護職と介護職を合わせて100人余りの小規模な組織ですから、一見まとまりやすいのではないかという感じはありますが、なかなか思うようにはいきません。当院の致命的な弱点といえば、ひと言でいうと「主体性」に乏しいという点が挙げられます。これは看護部に限られることではなく、院内全体の職場体質のようにも感じられるほどです。

与えられたテーマや仕事にはどのスタッフもみな前向きで、一生懸命努力し、そしてやり遂げる、この全員が足並みをそろえる一種の協調姿勢は、ここ数年で素晴らしい成長を遂げ、喜ばしいことだと思っています。しかしその反面、スタッフ間には問題解決能力の成長が遅延気味であることを感じずにはいられません。

「怠け者集団ではない」ことに太鼓判を押したいほどのスタッフたちですから、仕事に対する思い入れや熱意を持っていること、問題意識を持って臨んでいること、また上司や他部署の意見や提案に対しても共感的に傾聴し、協力し合い、業務を遂行していることにおいては自慢のスタッフです。

ところが個々をクローズアップしていくと、主体性の欠如が露見してくるのです。自分の考えていること、感じていることを表出して現状を議論するという手段をなかなか講じてこないのです。これは一体なぜだろうと考えてみると、問題意識を持つということと、解決する手段を提案するための「企画力」を持つこととは、また別の能力が必要になることなのだと感じるようになりました。改善すべきだと気付いていても、既存の状態に待ったをかけ、問題を指摘し、それがなぜ問題であるのかの根拠を明確にする、そして改善案となり得る一案を打ち出し、単位や上司、問題によっては病院全体を相手に説明して理解を得る作業を成り立たせるには、かなりのエネルギーを必要とします。それは、私たち管理職でさえ難儀なことで、まして若手スタッフであれば先輩に対する遠慮や、未熟な経験者である躊躇などから「的外れ」のことを言ってしまったら……などという、心理的不安が邪魔をすることなどを想定すれば、なおさらのことでしょう。

今回の更新準備であらためて感じたことは、意見を表出できずストレスとジレンマを抱いている職員、もしくは現状に甘んじている看護職員が1人や2人ではないということに、大きな課題を見いだしたように思います。

この問題に対する私なりの意見は、物事を考え提案するというプロセスおいて、個々の「分析力」、「企画力」、「交渉力」が弱いことに起因している部分も多くあると考えられ、それが主体性を欠く一つの原因となっているのではないかと思うのです。

「基準・手順」の改訂に際しても、実践による評価はデータによる管理が有効であり、分析作業には欠かせない資料となることや、提案するときは自分自身の言いたいことの整理も兼ねて、目的・趣旨・期日・実施内容・準備するもの・経費の概算などを記載した「企画書」や、関係資料を準備すると効果的な手段となり得ることを、ケースごとにその都度説明し、指導することに力を注いできました。

「組織の成長・人材の成長」の先には、医療の質の向上があるはずであり、そのためには優れたリーダーシップと優れた個々の主体性の強化は、重要なポイントであるといえます。

この2つがしっかりと噛み合い、目的を等しく同じ土俵の上で切磋琢磨しながら、良質な看護を目指さなければならないと思うのです。どんな小さなことでも常に現状評価を休むことなく実施し、「更新し続ける」ということ、そしてさらにいえば、このサイクルが病院全体の現場に息づいていることこそが、第三者病院機能評価が求めているものなのではないでしょうか。

準備の仕上げ！　やっぱり人の育成

組織を形成する人材に起きている問題解決を図りながら、一方で（3rdG:Ver.1.0）の評価項目に沿い、第1領域～第4領域の領域別担当者を各部署から人選し、グループごとに8～12人編成で書類整備・環境チェック・ケアプロセスの実践を証明する作業を進めています。

この中に領域別リーダーを設け、これはメンバーとの協働作業により、各部署・各担当者・各委員会に対して作業推進と監査を行う役割を担うもので、領域別リーダーがその領域に求められているものをつくったり、まとめたりするものではないことを周知しました。

今回の機能評価更新に臨む目標は、「組織力のアップと主体性の発揮」という点に重点を置きました。日頃の弱点（企画力の強化）を克服するためにも、領域単位の作業の責任体制をリーダーに委ね、リーダーとメンバーの関わりから、リーダーシップと企画の実際を見守るというスタンスで作業は進んでいるわけです。

当院の「機能評価委員会」は、毎月1回、定例会議が開催されますが、今年はさらにこの領域別ミーティングが行われています。機能評価委員会の委員長である私は、この企画においてリーダー会議を1回主催し、各領域別リーダーが開催した第1回ミーティングのみ参加しました。

リーダーはどのようにすればメンバーの理解を深められるか、そしてメンバーが各部署や各委員会、また自部署のスタッフ等にQC活動を展開していくために、どのようなエッセンスが必要となるかなど、それぞれの領域の工夫と特徴が徐々に出始めています。心細い領域もありますが、少し背中を押してあげれば進めそうです。

私がこの企画に求める最大の目的は、他職種が集まり自分の与えられた領域を熟知していく過程で、部署や委員会・各個人が病院の職員としてどのような取り組みをしていて、どのような成果を上げる努力をしているかという、自分の知らなかった事実を自らの手で探し出してくるということです。これが相手を理解する最初の山なのです。

「チーム連携」と簡単に言葉では表現できますが、真の医療連携・チーム連携とは舞い込んでくる情報を待っているのではなく、自ら情報を取りにいくことであり、その情報にどんな価値を持たせるかは自分次第あることを知ってほしいのです。

15 「組織づくり・人づくり」のモットー

看護現場と看護管理の距離を縮めて

20年前、民間の小規模病院へ転職し「井の中の蛙、大海を知らず」ということわざにもたとえられるほどの世間知らずで、看護の文化を持たない集団の存在に驚かされました。ある意味、不幸な看護職に、何とか院外に出ても看護師として通用する態度やモラルを取り戻してもらい、日進月歩の医療や看護の教育を受けさせてやりたいと思いました。そして、愛らしい笑顔こそが看護師の大切なアイテムの一つだと自覚できる看護集団をつくらないといけないという、使命感とはやる気持ちでいっぱいだったことを、今でもよく覚えています。

管理職としてそれなりの職場づくりを描きながら、エネルギッシュにスタートしたものの、何度も挫折して、そのたびにいろいろな人々に救われ、そして再び前を見て歩き続けてきた私のつたない看護管理の記録が、さまざまな立場でチームづくりや職場づくりに悩みながら頑張る後輩への励まし、戒め、対策のヒントとして、どこかで役立つメッセージとなれば幸いです。

現代看護は、高度医療にふさわしい専門的な役割を果たす優秀な人材を必要とし、質の高いパートナーシップが図れるプロ的意識を持ったスペシャリストの誕生に、多くの期待が寄せられています。

資格者もまたそれに向かい、個々の努力やチャレンジ精神は不可欠なものになっています。

しかし、学問のみならず臨床経験をしっかり積み、「頭でっかちな看護師」になることなく、患者は何にも勝る教科書であることを忘れず、「自身の感性を育み、患者の生活の質を高めるケアを考え、自分の手で実行する」、そういう看護実践のための学問を得る看護師を育てていきたいと思うのです。また、看護は書類や机の上だけでは成し得ないことを、後輩たちに伝えていきたい事柄の一つです。

時代が変わっても変わらぬ一日がある

早朝8時、職場ラウンドは私が看護部長となり15年間続けてきた、朝一番の仕事です。そもそも早朝ラウンドを始めたきっかけは単純なものでした。管理職の出勤は全体的に早いというのが定番ですが、私もその一人で、せっかくつくった時間を有効に活用しなければもったいないと感じたことが、これを始めたきっかけでした。

始業1時間前には出勤しているにもかかわらず、部長室で事務作業から入るのは、今日の優先すべき仕事を見逃してしまう恐れがあると感じたのです。

病棟や外来が動き出したころ、職場ラウンドを行うことは部署やスタッフの健康チェックがぼやけてしまい、リアルタイムな関わりのタイミングを逃してしまっていたのです。健康チェックといっても体調管理を意味するのではなく、スタッフ相互の人間関係や業務上の問題解決の方向やプロセス、出来栄えを把握し、管理職として支援する優先順位やポイントを見極めるということなのです。

褒めることも指導することも、朝一番のプラスのストロークを一緒に送りながら、上司として関心を示していく姿勢が重要だと思うのです。

スタッフが一日どんな気持ちで仕事をすることになるのか、その気持ちになって考えてみたとき、ハッピーな状態や感情で業務をスタートできるものばかりではないことを、想定しなければなりません。むしろ、何らかの不安や心配ごとを抱えながら、申し送りの場に立つ人のほうが多いように思えるのです。それを、師長一人の対処に委ねることは得策ではありません。もちろん師長自身がストレスやジレンマに金縛りになっていることも多く、この場合スタッフに対して大きな影響を及ぼすこともあり、「鋭い感性と観察力」が必要で、重要なポイントとなります。

早朝ラウンドは、言ってみれば病棟師長が入院患者さんや病棟全体をラウンドし、患者の問題にいち早く気付き、スタッフへの情報提供とカンファレンスをとおして早期解決を目指すということと一緒です。看護部長も部長室で報告を待つのではなく、現場に出向き直接的に師長や主任、リーダーやスタッフ、プリセプターやプリセプティ、さらに夜勤看護師などの個々の問題、それぞれの関係性の問題を早期発見し、対処の一歩を講じてくることを大きな役目としているのです。

毎日のラウンドの継続は、個々のさまざまなデリケートな背景も理解できるようになり、スタッフの個別的支援に効果的な方略を見いだせるようになるのです。問題の芽は小さいうちに対処することで、大抵の問題は大きくならないうちに修復していけるものだと実感しています。

患者の疾病に関係する問題や施設設備の問題などは、この早朝ラウンドの時間では把握することはできませんが、スタッフへのこうした関わりを持てることは、中小規模病院だからこそできる「強み」であると思っています。この「強み」を看護管理の視点で大いに発揮して、「組織づくり、人づくり」に日進月歩の着実な成果を生んできたことは間違いありません。「小さなことからコツコツと」、これが私の教訓です。

もちろん、書類に目を配ることも大切ですし、さまざまな情報管理や発信も重要なことだと思います。しかし、それと同様に現場スタッフには看護部長室との距離を感じさせないことが、私のやりたい看護管理なのです。そして何よりスタッフのエネルギッシュなパワーに直接触れることで、自分自身が元気をもらい、大きなやりがいを感じていけることが私自身の幸せでもあります。

情報は自分から取りに行く

ところで、企業では人材育成・業績向上に効率的かつ効果的だということで、テーマに沿って毎朝の「eメール・ショートコーチング」が行われているところがあるそうです。

興味深い情報の一つで、まねっこ上手な私としては、看護部も院内ランを使用した教育を考えたこともありました。しかし、ちょっと考えれば容易に分ることですが、やはり当院には当院に合った人材育成があり、この規模の病院で最も効果的なパートナーシップを育成していくには、こだわりであるフェイストゥーフェイスの関わりが欠くことのできないことを、肝に命じたところです。

チャレンジ精神旺盛の私も、これを教訓に、この足とハートを使って丁寧に仕上げていくことが何

より も「効率的で効果的な手法」であることを確信しているわけです。経験的アプローチを毎朝ショートカットで繰り返し積み上げることで、スタッフ一人ひとりが「気付きの視点」を養うことができると考えています。スタッフの中には「報告・連絡・相談」でさえ、情報としての付加価値を付けられない職員もいますし、早朝ラウンドでのスタッフ支援は、こんなところに利点があると感じています。それぞれの情報に「今日の質問」、「今日のヒント」、「今日の格言」を添えてショートコーチングしていくことが、スタッフ育成の重要な手掛かりとなってきました。

もちろん、的確な支援を行うためには、自分自身の感性を高め、相手に興味を持たなければ成し得ないことです。スタッフ一人ひとりの習熟レベルや役割モデルに合わせて、その日にすぐ取り込める簡単なヒントを与え、何にフォーカスすればよいかの視点に気付かせることで、1日の仕事に目的意識や目標・やりがいを引き出すことができるのではないかと思うのです。その結果、個々のモチベーションアップと達成感はより現実的な成功体験を生み出します。

他施設では「申し送り」が廃止されつつある中ですが、当院では廃止するどころか受け持ちが「今日の看護に協力をお願いしたい事柄」を発信するようにしています。気掛かりなケースや事柄を抱えているスタッフの存在に気付き、みんなで支援し合う職場風土の強化を図るためであり、「落ちこぼれ看護師を出さない」ことが私の使命だと考えています。「今日も一緒に頑張るよ！」、「頼りにしているよ！」というメッセージを込めた顔と顔・言葉と言葉のスマイルコミュニケーションは、最も必要な管理業務の一つだといえるのではないでしょうか。

朝8時から申し送り開始までの25分間を、いかに有益な時間にできるか、歩き回る私は思考回路が最大限に回転している重要かつ充実した時間でもあるのです。1日に数人の関わりであっても、継続した関わりが心を動かすもの。私は自ら「ヒントを与えたらその結果を知る」、「報告を待たない」、相手より先に行動するよう、意識的に心掛けています。そのフットワークはスタッフによりいっそう、「支援している」という気持ちを運んでいけるのです。1人のスタッフと関わるタイムはたかが5分程度でも十分。報告や連絡、相談にもこないとグチっていても決して前には進まないもの、それこそ無駄というものです。グチる前に身をもって示してやることは、教育の初動的行為であると思うのです。

情報を自ら採取し、「付加価値」を持たせてこそ管理職の判断や決断に反映されてくるわけですから、腕組みをして待っていては、正確かつタイムリーな方向性を見いだす意思決定はできないのです。

看護師長は私自身の分身

この日常のスパイラルは、管理というものは一筋縄でいかない、とてもやっかいなものだということを語っています。「一難去ってまた一難」、眠ることのない看護の現場は戦場ともいえるわけで、理想を語るだけなら誰にでもできる「落馬するのは勇敢な騎士だけで、臆病者は痛みさえ知らない」、そんな例えを贈ってあげたいような人と出会うことも、時にはあります。

かつて私が師長職だったころを回想しながら今を語るならば、師長は役職として落馬するかもしれない脅威を抱きながらも、勇気を持って孤独なチャレンジを続けていることを、まず認めてあげたいと思うのです。そして、成長するための支援を行うのは、他ならぬ看護管理者であることを自覚していかなければなりません。中小規模病院では看護部長の転勤などはあり得ませんから、看護管理者は自分の後任が育ってこそ任務が完了したといえるのではないかと、私は考えています。

ですから、待っているだけでは優秀な管理職など育ちません。ましてや、最初から実践的管理能力を持ち合わせた管理職ばかりを雇用できる病院など、皆無に等しいのですから。

辞令を受け取った師長は、管理という仕事を「理解する」と「実践できる」とは別物だという現実に悩みながら、ほとんどの人が自己を鍛錬する努力を怠っていません。

師長という職位は、個性や能力などがひときわ注目される立場であり、スタッフであれば「良い人」でいられても、管理職となったために「問題の人」と評価が変わってしまう現実も否めません。しかし、それでも師長たちは根が真面目な努力家が多いわけで、「おまじないにかかった」かのように書店に並ぶ専門書や、時代を先取る書物を買い求め、粛々と読みまくっています。そして日から鱗の研修に触れ、熱い感動を胸に新たな元気を取り戻し、自分自身の欠点を克服しつつ、管理という「砂の山」を登っていくのです。

このスパイラル的に繰り返される行動は、まさしく病院に対する献身的姿勢の現われであり、陰日なたのない地道な努力が積まれていることを理解してあげたいのです。師長に愛情を感じられるか、そこが重要だと思います。良くも悪くも師長は自分の分身だと思っています。

間違っても「優秀な看護管理職さえ雇えば」という発想や、「優秀でありさえすれば何もかも順調にうまくいく」と勘違いすることのないように願うばかりです。

人は身を置く環境で、ずいぶんと異なる人生を送ることになることを実感した気がします。小回りの利く小規模病院の強みを活かし、アイデアとセンスを織り込んだ魅力的なチャレンジを楽しみながら続けていきたいと思うようになったことは、私自身が多くの人たちに「頑張れる環境を提供してもらった」ためであり、感謝しています。

私の日常は、大きな仕事でも小さな仕事でも、「この仕掛けの先にはこんなことが起こるはず」というシナリオを描きながら、ワクワクする気持ちで仕事に臨んでいます。成功すればその計画に誤差がなかったことを喜び、さらにモチベーションは上がります。失敗したとしても、どこに失敗の原因があったのか知りたくて仕方がないという気持ちになり、考えることをいとわなくなるのです。

どのような結果が待ち受けていても丁寧に納得のいく終わり方をする。そして次の階段を新しい気持ちで踏み出すというプロセスが、自分流なのです。

これからも看護スタッフや他部署、周囲を巻き込み、楽しく感動のある仕事をしていきたいと思います。期待されるレベルから、感動されるレベルの看護を提供できる看護師を育成することに尽力し、「人生は生涯が勉強であり、終わることはない」、そんな言葉を教訓に、頑張っていこうと思います。

16　医療法第25条「立ち入り検査」のマンネリ化が払拭された！

モード・チェンジ

病院の恒例行事となっている「医療監視」について、お話をします。例年、11月ごろに行われていたのですが、その年（2009年）は9月初旬ということで、ずいぶん早い通知だなと思いながらも、一通りの準備を終えて医療監視（立ち入り検査）に望みました。

立ち入り検査の目的とは言うまでもなく、関係法令の順守を軸として検査されるものです。具体的には、医療法や健康保険法からなる、診療報酬上の療養担当規則などをきちんと順守して、「健全な病院運営に当たっているか」ということを検査するのです。すなわち関係法規の情報収集や、関連法規の諸手続き、人員配置基準、病院構造設備基準などが適正に整備されているか、その運営を文書記録などにより確認していくことが検査の大筋であり、それと並行するように、消防法や労働安全衛生などの適合基準もクリアさせながら検査を受け、医療提供の水準を確保するというものです。

医療法第25条により定められた医療監視なのですが、最近では実施するほうもされるほうも、決まり事に対するイベント対策でしかないような、緊張感の薄れを感じていました。つまり、病院側の意識としては、違法なことをしていなければ大丈夫、「これ以上でも、これ以下でもない」というくらいの結果でも、検査結果通知に「不適合事項」が記されなければ、「注意・要望事項」くらいは何とかなると、楽観視する傾向が見られていました。

また、それに対して行政側も、特別重要な違反事項でもない限り、「少しくらいは目をつぶる」といった甘さがあったのではないかと推測されました。医療機関も行政側も意図的ではないにせよ、このような緊張感のない形式上の立ち入り検査を行ってきたことは、「マンネリ化」の傾向を否定できません。

それが、２００９年の立ち入り検査においては、いつもとかなり異なる様子で、冒頭から意表を突かれた空気に包まれ、慌ただしくスタートしました。

そもそも定刻の10分以上も前から、担当者全員が病院玄関に到着していることはありませんでした。開始前のオリエンテーションや自己紹介にもこちらの職員のほうが遅れて会場入りするような状況で、まずそのあたりからして強い気迫を感じ、「何かいつもと様子が違うぞ！」という勢いのある空気が漂っていました。

こちらも直ちに覚醒モードにスイッチを切り替えなくてはならないと、身の引き締まる思いに駆り立てられたものの、開始後も効果的かつ効率的な対応ができず、質疑に対して病院運営の全てを証明できない状況でした。予定時間をフル活用し、制限時間ギリギリまで連続的に交わされるやり取りに、検査終了後の対応職員は口をそろえて「今年はどうしちゃったの？」と苦笑いしながら、疲労感を訴えていました。

行政側の新体制による変化

当地域では、２００９年から市の人口構造が30万人都市となり、「中核市」に移行したことから、医療監視業務が「県から市に移管」されました。そういった経緯から、行政側も新体制で初めて臨む「立ち入り検査」ということで、当院はその第1号となったわけです。いつもと様子がまるで違う、検査員の態度・表情・言葉遣いに驚きました。「おなじみ感覚」が払拭され、心地良い緊張感に背筋が伸びる思いでした。

検査員の人数も多く、チェックもひときわ厳しくて、ハラハラ、ドキドキで久しぶりに緊張感が走り、まるで病院機能評価訪問審査のミニチュア版のようで、書類審査・施設巡視を思い出させるようなチェック体制は、見事なものでした。

行政側の検査の方法に感心している場合ではなかったのですが、今までスルーされていたさまざまな指摘事項や突っ込んだ質問には、私たちも苦戦を強いられる部分もありましたが、充実した医療監視を終えることができました。

たっぷり3時間の検査は、たくさんの法令順守の定義や考え方・表現などの解釈を解説していただいたり、逆に医療安全教育体制や年間事業計画の立案の視点、指針や基準・手順等の効果的な実践運用について病院独自のノウハウを詳しく説明し、医療現場や医療職の抱える問題にも耳を傾けていた姿勢が印象的で、この時間が次第に楽しい時間に変化していったのを感じました。

医療監視の要綱と摘要を正しく知る

２００９年度の医療法第25条第1項の「医療監視」要綱は、２００８年度までの要綱に少しの変化が明記され、時代の医療ニーズを反映した重点項目が示されています。

追加強調点をいくつか挙げてみると、例えば、「患者の入院状況は定められた基準により適正に管理されなければならない」という項目では、その摘要において精神疾患の患者または感染症患者を適切な場所に入院させているかということが示されています。

この文書をさらっと流して読んではならず、「適切な場所」とは、どういうことを指しているのかという点に着眼することです。つまり医療安全や感染対策、個人情報など、さまざまな観点から、納得のいく医療や看護が提供されていることを、証明しなくてはならないのだと思います。

医療安全対策の大きなくくりの中に、「安全管理の指針（医薬品管理指針・感染対策指針・医療機器管理指針・輸血管理指針・医療情報管理指針・患者苦情対応指針などを含む）」、そしてそれらの「委員会運営組織の実際（病院長の責務）」、「医薬品取り扱い」、「医療機器取り扱い」、「院内感染対策：薬剤耐性菌（バンコマイシン耐性腸球菌・多剤耐性緑膿菌）」、「調剤場所の衛生・防火対策」、「病棟における清潔な設備と看護用具」、「医師の当直体制の適切な整備」、「職員の安全教育プログラム作成指針と研修実績（参加者数と受講者アンケートなど）」、「事故報告書と改善結果」など、多くの摘要を求められているのです。さらに特定機能病院などについては、別途に追記される医療事故防止対策が講じられていることを検査されます。

医療監視通知は事前に行われますが、恒例により病院状況を「第1表：施設表」、「第3表：調査表」、「第5表：病院資格者等名簿」に記入して事前提出します。ただし、事務方に任せておけばよいというものではなく、医療監視に対応する職員が「立ち入り検査要綱」を読み込み、関係法令の順守とはどういうことなのかをしっかり理解する必要があります。特に備考欄を見逃すことなく周知しておくことも重要であり、各病院の施設基準に沿って「項目・要綱・摘要」を十分認識した上で、書類等の明文化や統計資料など、可視化した見やすいグラフなども示しながら説明しなければなりません。

また検査員は、「第2表：検査表」に沿って検査を行うので、医療側も担当者もそれぞれが審査の要点をしっかり頭に入れておきたいものです。

２００９年と２００８年との違いは、それぞれの検査項目に規定される「摘要」に対して、現場内にシステムが浸透しているかが確認されたと感じています。

ストラクチャー（構造）・プロセス（過程）・アウトカム（成果）の、スパイラル的実践の事実を明確に示すことが重要です。そのためにはメリハリのあるきちんとした整備がされていて、いつでも病院自体が活用していける状態になっていることが求められます。要求されたときに「ちょっと待ってください！」では日頃の管理が疑われるようなもの、ましてやこのような場面が監査会場内に発生するということは、担当者自身が何を要求されるか理解していない、つまり要綱を熟知していないため、必要書類のスタンバイができていなかったという証拠となることは明らかでしょう。

看護部の準備と対応

看護部に至っては、資格者の必要要件を満たしていることの証明が一番ですが、これは当然のこととして、安全な医療提供に看護がいかに適切に関わっているかを示さなければなりません。看護の関わりは多岐にわたり、「医療安全対策」、「院内感染対策」、「患者相談」、「個人情報の保護」、「新人・現任教育計画」などの大分類から枝分かれしています。

医療安全の視点からまず重要視されることは、医師法や療養担当規則にも定められている医療記録と、その一部である看護記録です。ここに診療計画書・看護計画・回診記録・検査結果の所見・医師の指示出し・看護師の指示受け・薬品の取り扱い・病状説明や浸襲の高い検査などの説明と同意など、看護単体ではなく医師やコ・メディカルとの協働作業の成果を、関係法令に則って証明していかなければなりません。その上で安全のための看護の知識・技術習得に向けた、教育計画・実施・評価・修正の過程を基準・手順とともに示しながら、説明していくことが肝要であると思います。

医療安全対策マニュアルの活用は、何といっても看護師がその多くを日常的に活用していなければならないわけで、検査員の現場巡視は、まずは感染対策や薬剤管理、危機管理体制がマニュアルどおりに実践されているか確認していくことから始められました。

現場巡視は、検査員がスタッフに対して、実践内容を確認する質問などを行う場面を何度か見ました。特に身体抑制や静脈注射、投薬システム・緊急時口頭指示対処についての詳細な実践マニュアルの閲覧や、看護現場で多発している思い込み、確認不足のインシデントに対し、どのような対応をしているかなどを中心に確認されました。

ここで最も効率的かつ効果的に説明する手段として、統計・分析・改善の実際を、普段から月々のペースでまとめ上げておくことが重要です。さらに看護部として、写真やグラフをふんだんに使用し、視覚に訴える可視化を強調する資料の提示がキーポイントです。

いずれにしても、日頃からの取り組みの継続がなければ、証明に至れないと強く感じました。院内感染対策に関しても、インシデント・アクシデントの発生に関しても、看護部独自の分析は必須事項であり、看護の質に大きく影響し、病院全体の評価へとつながっていくことを感じました。

従って、「医療安全対策」に関する実態を「第3表：調査表」で示し、資料として事前提出してあるので、医療現場の実情と課題を踏まえ、院内全体活動・看護部独自の活動のコラボレーションをどのように図っているのかを説明し、語っていくのは看護部長が一番の適任者なのではないかと考えます。

当院には医療安全対策室は設置されているものの、医療安全管理者は専従ではなく、専任者の配置となっています。高度救急医療を担う特定機能病院では、これらが施設基準の一つとなっていますから、必須要件として存在していると思います。本来なら全ての医療機関に医療安全対策室ならびに専従の管理者が存在しなければならないものだと痛感しているところですが、結局は兼務でこの分野の役割を誰かが果たさなければならないとすれば、看護部にかかってくるのだろう思うのです。そのために医療安全領域に対する適切な知識を習得し、時代に遅れないよう情報を入手していくために、医療安全管理者養成研修や医療コンフリクト・マネジメント、機能評価認定病院安全推進協議会の「感染制御・投薬・チューブトラブル部会」などに積極的に参加するため、年間計画に盛り込み学びを深めています。

さらに院内感染管理認定試験を実施し、初級・中級・上級へと進むことで、実践管理の知識や啓蒙などの活動に役立てています。検査員には、そういった取り組みのプロセスと、年々、安全な医療対策の更新を行っていることを、資料により積極的に説明しました。

そして看護部は、チーム連携の重要性が叫ばれる中で、職種間や部門間での問題もカバーし合える体制づくりを強化し、医療事故防止や苦情・クレームを減らしていくことを目標に看護基準・業務基準・手順書の改訂に取り組んでいます。この基準・手順書は活用を始めたばかりで評価までは至っていないものの、医療安全のための業務改善の実際を示しました。膨大に綴られている基準・手順書はどのように活用されているのかという質問に、対応できたと考えています。

「院内巡視」機能評価のミニ版?

医療監視を終了して全般的な感想を述べますと、事前に指示されていた帳票類一覧に沿って確認をされることは例年と変わりはなかったと思います。しかし、２００９年の検査内容で特徴的だったことは、普段ならほとんど触れられない現場状況や管理実態に関する検査が、直接スタッフにも行われたことです。

まるで病院機能評価訪問調査の際に経験した「院内巡視」を思わせるような様子で、体系的にとてもよく似ていました。

当院のような小規模の民間病院ですと、院内巡視は1班体制で行うようですが、規模により2班体制で実施されることもあるようです。

院内巡視予定時間は約40分間で、「主な巡視場所」（外来・救急処置室・一般病棟看護室・病室・透析室・検査室・感染性廃棄物保管庫・その他）を指定され、「監視部門」として医療安全・感染症対策・医薬品管理・施設管理を重点的に行いました。放射線、給食、栄養部門は院内巡視に同行せず、直接担当部門にて検査が行われました。

巡視は目的に沿い行われ、あまり無駄な動きはなかったと感じます。目的を達成するために、疑問のあることや見て理解できない部分は、徹底的に病院側から引き出して、評価基準と一生懸命に照らし合わせている様子が、手に取るように伝わってきました。

検査員の中にはチェックリストを仕上げており、「医療監視実施要綱の手引き」らしきものを手にしながら、隅から隅まで基本に忠実に行っているからこそ熱も入り、医療の現状を理解するためのたくさんの質問があったのだと思うことができました。

では、他部門においても繰り広げられた、いくつかの例を挙げてみます。

〔薬局〕麻薬管理などは当たり前に準備しているに違いないと踏んでいたのか、簡単にスルーし、むしろ薬剤の配列や似ている名前の薬にはどのようなものがあるのか、それは間違えないようにどうしているのか、質問は業務基準や手順書・チェックリストの活用実績にも及びました。また、薬剤師の調剤印はフルネームのものにつくり替えなさい、医師の処方や指示はフルネームで記載してもらいなさい、との指示がありました。血清製剤を使用した患者の住所、電話番号は記録にとどめることを実践しているのですが、それがマニュアルの中に記載されているか等の証明を求められました。

〔栄養価〕専用シンク使用の基準や、汚染区域・非汚染区域の消毒マットのみでは不十分、残留塩素濃度測定はＤＰＤ法への変更、冷蔵庫内の不適切な温度発見時の対応マニュアルの整備等が確認されました。

〔放射線〕電離放射線の特定健診について、被爆量が少ないことにより医師が必要ないと認めた場合でも、「被爆歴の有無の調査およびその評価」は半年ごとに実施しているか、「電離放射線健康診断個人票」の線量記入欄および医師名欄に、半年ごとの記入がされているかなどが確認されました。また、ポータブルレントゲン装置の使用マニュアルの有無も確認されました。放射線内救急カートは、取り扱い基準・手順に沿い、救急カート管理者は誰か、チェックリストを用いて誰が行っているのか、そして毎日点検していることの実証を求められ、確認されました。

〔透析室〕透析業務手順の提示と、臨床工学技士・看護師の業務分担や、透析室内での感染対策マニュアル、緊急時対応経路図の提示と聞き取りが行われ、チーム連携の業務手順を示しました。透析室に関しては特別長い時間をかけたと感じますが、当院が透析を中心としている病院であることと、手順書の活用実態が確認できないことなどが、検査時間の超過につながったと考察することができます。

〔院内感染管理〕ヒビスコール（消毒剤）は有効期間内であったとしても、使用が少ない場所に設置しているものは、病院として開封日からの取り替え期間を取り決めているか、一次消毒のエビデンスに基づく定義を理解しているか、感染性廃棄物処理容器と注射準備や投薬準備にかかる作業台の位置関係の確認、職員感染予防（B型肝炎ワクチン・インフルエンザワクチンの推奨：安全衛生委員会でも話し合われている経過の実証）、輸血後の感染症検査をしているか、血液製剤を運搬するときは専用容器を使用しているか、セラチア・MRSAまん延時のマニュアルはあるか、感染対策に関する職員教育の年間計画とその実績（参加者数・成果）、参加しなかった職員への対策と実績、感染症勉強会を各部署単位で行っているか、基準・手順の作成年月日（更新実績の経緯）などが求められました。

〔医療安全関係〕救急カート内の薬品の位置（全部署共通）、有効期限、定数、日常点検チェックリスト（薬品・救急機器・用具）、薬剤師の関与を示すもの。

医師のサインは略字禁止を、明確に指示されました。今までは医師の部分ははっきりとした表現は避けて曖昧な言い回しをしていることが多かったのですが、医師名をはっきり挙げています。これは、たまたまそこを担当している行政職員の性格の問題ではないと思うのです。なぜならば、全ての担当者は医療六法を片手に、また医療監視の手引きを忠実に厳守し、医療側に堂々とその姿を示し医療監視を行っていたからです。その他には「医療ガス研修会の有無」、「医療ガス点検記録・受水層清掃記録・エレベーター点検簿・水質調査報告書・クーリングタワー清掃記録」の作業報告書の確認、「マニフェストならびにマニフェスト台帳」、「消防訓練結果・消防立ち入り検査結果（改善結果）」等の確認、そして、業務委託業者の医療関連サービスマーク取得状況の確認は取れているか等は、例年と変わりなくその実績を提示しました。

法令順守は健全経営のカギ!

久しぶりに心地良い医療監視を経験した思いでした。やはり医療の質を上げていくためには厳しい検査を受け、適合していないものについては、しっかり指摘を受けて修正・補正・改善していかなければならないと思います。

医療監視は1年に一度の立ち入り検査として義務付けられていますが、むしろ行政が行う無料のコーチが受けられる絶好のチャンスと思い、関係法令を順守し、経営の安定を図りながら地域医療に欠かすことのできない医療機関として生き残るために、努力を続けていかなければならないと思います。

日本医療機能評価機構の第三者病院機能評価も、２００９年7月からＶｅｒ．6.0へと変化し、1.6では「関係法令の遵守」が削除されました。大項目に示されていたものが削除されたということは、今までのような厳しい評価はなくなったといえます。

一方で、行政として都道府県の行う医療監視（立ち入り検査）において、「法令順守」という解釈を、立ち入り検査要綱に従いより掘り下げて、医療機関としての質や倫理を追求してくるでしょう。

社会保険事務局が行ってきた調査も、厚生局に変更となった現在、その検査・調査は今まで以上に明確な「安全な医療の質」を目指して行われるものと考えます。医療機関や医療従事者は使命感と倫理観を持って、ますます自覚と責任を全うしたいものです。

そして、看護部門は何といっても24時間、患者のベットサイドで途切れることのない医療看護を提供している中心部隊であるわけで、管理職は卓越したリーダーシップを発揮し、医師の診療計画が円滑に遂行できるよう、看護を形あるものに変えていかなければならないと思います。そういった意味でも、２００９年の医療監視はとても思い出深く、よい勉強をさせていただいたと感謝しています。

17　適正な医療提供と正しい法令の解釈

厚生局の適時調査の認識

適時調査とは、健康保険法に基づき施設基準の届け出を受理された保健医療機関に対し行われるもので、原則としては受理後6カ月以内に1度、さらに年1回を目途として実施するものとされています。

目的は「基本診療料（特掲診療料）の施設基準およびその届け出に関する手続きの適正な取り扱い、また届け出内容と異なる事情等が発生した場合に、届け出の受理を返還するなど、運用の適正化が図られているか」を調査されるものです。

特に入院基本料は、全ての施設基準を満たして届け出をすることは必然です。入院基本料加算や特定入院料の大部分も届け出が必要であり、特掲点数についても施設基準を満たした上で届け出をする項目が多く、それぞれの適正化が重要となります。保健医療機関において入院基本料は経営の根幹であり、診療報酬点数の算定に当たり、十分な理解と細心の注意を払う必要があるのです。実施主体は届け出を受理した地方厚生局となりますので、当院は「関東信越厚生局」の管轄となります。

さて、医療業界では特にここ数年の適時調査の結果において、深刻な話題がマスコミにより伝わってきました。各地の地方厚生局管内で発生した「医療機関指定取り消し」や、「多額の自王返還および返還命令」などの措置が下されたことに、医療機関が施設要件運用管理に関する日常的な点検・修正を怠った結果を示すものとして、重く受け止めなければなりません。

しかし一方で、保険局の適時調査・指導の手法や個別指導時の患者数、指導時間などに格差があるなどの問題から、指導・監査の標準化・統一化を図り、実施体制の充実が望まれていたことや、原則どおり年に1回の調査が実施され、適時に指導を強化していくことで「さかのぼり自主返還」等の返還金の巨額化をさせないなど、行政側の問題も残してきたのではないかと思えます。

適時調査は、受ける側として非常に複雑な心境であったのが正直な気持ちでしたし、私自身の記憶からも毎年の「立ち入り検査（医療監視）」以外は記憶になく、厚生局調査はなんと8年ぶりの調査でした。

近隣病院との情報交換で知り得た調査状況は、「取調官に疑われる罪人にでもなったような面持ちで調査を受けた」などと伝わってくる情報に首をかしげつつも、いつ届くか分らない調査通知を待ちながら、余分な不安と緊張に縛られたというのが実感です。

近隣の医療機関で次々と適時調査が終了する中、当院にはなかなかそのチャンスが訪れず、待ちわびること3年あまり、ようやく２０１２年の暮れに適時調査が実施されたのです。

「適時調査」の正しい理解

私たちは審査、検査、指導、調査（適時調査）、監査の意味を正しく理解しているでしょうか？　看護部の管理職においては、お粗末ながら「適時調査って何？」という次元でこの調査に臨もうとする現実があり、ほとんどの役職が曖昧な解釈で、きちんとした説明ができる状態ではありませんでした。

こういった現実が、医療機関の施設要件運用管理に関する日常的な点検・修正を怠ってしまうという結果を生み出していくのだと思い、医療機関で働く職員として自覚を持ち、この根本的な問題点を全員で克服したいと思いました。特に師長、主任、中堅看護師を対象に、言葉の意味から確認し合い、適時調査への理解を深めていきました。

まず「保険診療」とは、公的制度に基づく契約診療で、ルールに沿った医療が提供されていなければなりません。それを点検するのが審査や検査、指導、監査です。適時調査もその一部であり、これらは別々のものではなく、互いに密接であり、不可欠な関係にあることを認識していなければなりません。

「立ち入り検査（医療法25条）」は医療監視ともいわれ、医療法に基づいて県医務課の管轄により、保健所が病院や有床診療所を対象に、原則として毎年1回行われています。病院の必要人員数（医師・看護師等）の実態や医療を提供する上で設備に問題はないか、感染対策や医療安全対策の実態、診療録や看護記録をはじめとする帳票書類は適切であるか、などを中心に検査していくものです。

また「指導（健康保険法第73条）」は、保険診療の質向上と適正化を目的として行われるもので、保険医療機関、保険医として指定、登録された全てが対象となります。指導には集団指導、集団的個別指導および個別指導があり、個別指導のうち厚生労働省ならびに地方厚生局・都道府県が共同して行うものを共同指導といい、特に大学付属病院・臨床研修指定病院等を対象として行うものを特定共同指導といいます。

そして「監査（健康保険法第78条）」は、施設基準に沿って診療内容や診療報酬請求に不正、または不当があったことを疑うに足りる理由があるときに行われます。監査後は保険医療機関・保険医の「取消」、「戒告」、「注意」という行政処分が下されることにもなります。

特に不正請求には「架空請求」、「付増請求」、「振替請求」などがありますが、現物給付出来高払いを基本とする医療保険制度において、これらの不正請求はあってはならないことであり、医療機関としては致命的なことです。

医療の多くが保険診療として行われているかぎり、指定や登録を取り消される、または、返還金を求められることは当然の処分ではありますが、病院の経営は成り立たなくるという極めて厳しい現実を突きつけられることになります。

「適時調査（健康保険法）」は、医療機関が届け出た施設基準や人員基準は適切かどうか、届け出の内容を確認するため受理後6カ月以内に行われ、その後は基準厳守の運用がなされているかを調査するため、原則として年1回の確認調査を行うものです。

基準を満たしていないことが確認されれば、上記の罰則は免れません。特に入院料関係の届け出で、医師、看護人員などに問題があると、違反期日にさかのぼり、過去実績の返還が求められるので膨大な金額となり、病院は壊滅的な事態に陥ることも過去の実例から容易に想定できます。

しかし、この「適時調査」は先にも述べたように地方厚生局により、施設基準・人員基準に関わる取り扱い事務手続きが中心となるため、医師担当官の同行がありません。ここでの違反行為が著明なものになると、個別指導・監査の優先対象となっていくのですが、毎年1回の実施という原則はなかなか果たせず、実際は5~6年に1回程度のペースで実施されているというのが現状です。従って、立ち入り検査（医療監視）は重要な役割を担っているといえるのです。

それぞれが密接に関わり合うのは、各医療機関の毎月のレセプト審査や立ち入り検査などの結果を受けて、調査・指導に至る行政側の情報共有がなされているからです。適正な保険診療が行われているか、調査がなかったから管理ミスが起きてしまったという言い逃れは、許可制から届け出制に多くの加算項目が変化してきている現在、各医療機関の自己責任が大きく問われていると思うのです。

適時調査の流れと実際

さて、適時調査の流れに沿って示していきたいと思います。

まず、「関東信越厚生局の適時調査」（通知）は、適時調査実施の3週間前に医療機関開設者宛てに送付されてきます。

通知書には調査の目的、日時、調査場所、事前提出資料（病院概要、実施状況確認報告書等）、当日準備する書類一覧が記載されています。

事前提出資料は、調査2週間前までに「病院概要、実施状況確認報告書」を併せて提出するよう指示されていました。

当日は、これらの事前提出書類に加え、看護部管理日誌、病棟管理日誌、看護基準・手順、外出・外泊、付き添い許可基準、院内感染防止対策、褥瘡対策、医療安全管理体制など、委員会規定や議事録などの入院基本料に関する帳票類を初めとして、入院食事療養に関する書類、基本診療料・特掲診療料の施設基準に関する書類、勤務表・出勤簿の提出が求められました。

調査官は看護職1人、事務官3人の構成で、午前10時から午後4時半まで、5時間半にわたって行われました。

担当官の昼食は病院で準備する必要はなく、院外で1時間の昼食時間を取り、午後の部を開始したのが大枠の行程です。

午前はまず、関東信越厚生局の調査官の自己紹介と適時調査の目的の説明から始まりました。次いで病院側は病院長挨拶、職員の紹介を済ませた後、ただちに調査に入りました。

調査方法は、最初に書類調査から始まり、会場内に「人事・資格関係」、「施設基準関係」、「看護・安全関係」、「栄養関係」の4つのテーブルを準備し、それぞれの担当者が対面で質疑等の対応を行いました。午後も引き続き書類調査を進めました。当院の場合は病棟が少ないため、午後3時半ごろから1時間程度をかけて、病棟を中心にラウンドを行いました。「施設基準関係」の担当事務官は別に院内ラウンドを行っていましたが、看護関係よりも長い時間をかけていました。

施設内ラウンドにおいては、ナースセンター（センター内の帳票類など）および処置室（清潔、不潔、感染対策、整理整頓）・個室・大部屋・浴室等の確認、基準・手順等の設置状況、看護師業務分担の実際（センター内ボード確認）、患者への案内表示（看護体制、個室料金、食事料金、面会時間、感染対策情報、患者の意見箱と回答）等を中心に確認しました。また、医療機器・救急カート管理の実際等についても確認しました。診療録・看護記録等は会議室での確認が多く、現場での確認作業は、医療提供体制の実際と療養環境が重点的に行われました。

書類調査は、「当日準備する書類」として指示されたものを会議室に全て持ち込み、分野ごとにそろえ、点検・質問に素早く応じられる準備をしました。病院機能評価の書類審査会場を想定していただけると様子が見えやすいと思います。

特に看護関係について詳しく述べると、勤務表作成基準を明文化し、実態がそれに則していることをきっちり説明できることが求められます。

看護師の看護業務以外の会議や委員会、研修会等に参加した時間の明確化、さらに、当院のような夜間救急担当看護師を配置していない小規模病院は、夜間救急に対する看護体制が適正かどうかなどを、証明していきます。

夜間の救急に対応する病棟夜勤看護師の病棟勤務時間の妥当性など、基準を満たしているかどうかを証明するために、外来管理日誌、病棟管理日誌の漏れのない記載点検は必須であるといえます。

当院では夜勤の病棟看護師を1人増員した勤務体制をとっているため、問題はありませんでした。また、病棟管理にかかる責任体制を明確に示すために、日勤リーダーとメンバー、夜勤リーダーとメンバー等の業務基準と管理日誌への署名など、細部にわたり説明しましたが、日常的な実践記録と、職務および業務基準に沿って業務が遂行されていることが重要となりました。

医療安全管理体制については、医療安全管理者の業務基準および活動実績と評価に関して、実績記録を提示すると同時に、組織図、機能図、指針、委員会規定、委員会議事録、事業計画、カンファレンス記録、統計、全体研修サマリー（研修会参加状況）等の可視化による説明を行うことが肝要です。

感染対策、褥創対策もこれに準じた説明を行っていきました。これらを証明するために、事前準備として実践マニュアル、実績つづり等は過去2年分をそろえて調査に対応しました。

適時調査終了後の通知

終了後は2カ月ほどで「施設基準等に係る適時調査の結果について（通知）」が送付され、当該指導事項について1カ月後までに「改善報告書」を作成し、提出するように指示されました。当院では所定の改善報告書に指摘事項に関する改善状況を記載して、さらに運営規定や業務基準・業務マニュアル等に落とし込み、追加資料として添付し、提出を行いました。

当院の指摘事項は左記に示すものでした。

・届け出事項の変更に際し速やかな変更届け
・入院計画書記載基準（病室番号を入れる）
・褥瘡対策に係る専任看護師選定基準（増員）
・指示変更の伝達規定の作成
・付添許可基準の変更（「不穏状態」の削除）
・検食簿の記載監査手順（医師の所見記載の徹底）
・食事指導料算定外患者の食事指導基準
・栄養管理手順の変更（２０１２年度報酬改定に基づく）
・同意書記載基準の見直し

幸い「施設基準の届け出辞退」、「自主返還」に及ぶものはありませんでした。医師・看護師数、夜勤72時間、専従・専任等の要件は、診療報酬上届け出た「厚生労働大臣の定めた施設要件」を日常的に点検していく上で、医療法・健康保険法等・療養担当規則等を正しく理解していくことが、「重大な管理ミスを回避する基本」となることを再認識しました。

行政と医療機関の協力体制の充実

学びを深めながら適時調査を受けて思ったことは、厚生局の現状として、担当医療指導官（医師）

の確保がなかなか難しいらしく、2010年から適時調査に医師が同行しないこととなり、不安が残りました。医療機関が医療法に基づき適正な医療を実践しているかは、医師の目の確認が重要であると感じます。管理ミスを犯すことなく、病院運営をするためのセーフティーネットがなくなっていることを意味していると思うのです。

誤った解釈を早く正してほしかったという病院もあれば、一方では、明らかに故意に診療報酬をごまかした不正請求や、患者負担を招いていた悪質な病院も発覚しています。

いずれにしても違反医療機関は、指定医療機関の取り消しや莫大な診療報酬の返還命令、自主返還命令という事態を招いています。

適時調査を実施するための原則（医療指導監査業務等実施要領）を公開した上で、行政側も徹底的に適時調査に着手し、実施件数の増加を図ることができたならば、回避できた医療機関もあったのではないかと、残念に思います。行政側、医療機関側の双方とも、患者のため、地域のために正しい医療を行うことへの目的は一致していると思うのです。間違った芽は「早期発見・早期対処」することが賢明であったわけで、事後措置も大切ですが、もっと両者が協力して事前予防を重点化していくべきだと思うのです。もちろん、医療機関は故意であろうと法律の解釈違いであろうと、措置を重く受け入れなくてはなりません。

18 企画・提案・チーム行動することに自己の価値を見いだして

組織人としての付加価値を見いだして

目標管理制度を導入して実践を振り返る今、離職率が高く、疲弊していた看護部に看護管理者として迎えられたとき、看護部組織の再生を誓って導入した「目標管理制度」でしたから、10年という月日は私にとってまだ第一幕といったところです。

この目標による自己管理システムを理解してもらうために、まるで選挙活動でもしているかのような感覚に陥りながらも現場や個人を訪問し、対話を続けるという日々から始まりました。

一方で、看護師長がこのシステムを正しく運用するための教育、トレーニングに明け暮れ、最大の難所であった「目標面接」の難しさにみんなで悩み、苦しみ、泣いたこと、そして特に業績目標達成に対しては、医療チームで取り組むことが必須であることなどから、他部門との目標の擦り合わせができる職場風土の構築を求め、駆けずり回っていたことを昨日のことのように思い出します。

痛烈な孤独感から挫折しそうになったこともありましたが、今言えることは、つらい思い出や教訓だけが残ったわけではなく、組織や個人が納得する成果と結果を残した事実も確かにあったと、実感するところです。

目標設定の大きな概念を再確認

「医療の質向上」とは病院の健全経営を軸として、医師や看護師、さらにコ・メディカル全体が医療人である自覚と豊かな倫理的感性を育み、それを基盤として患者満足に応ずることのできる「医療者集団」が、チームとして最善の医療を提供し続けることを指していると思います。

組織運営のリーダーシップは、病院長ばかりが求められるものではなく、看護管理者もまた同様に、隅から隅まで満遍なくそのリーダーシップを発揮しなければなりません。そのために私が看護部の成長発達と職場風土の改革以外に行ってきたことは、目標管理制度を導入することにより、全職種に対して感心を持ち、関わり続けるということです。看護管理者としては当たり前のことですが、とかく面倒なことや厄介なことは不思議なほど看護管理者に舞い込んできます。特に古い歴史のある診療所から成長した民間病院では、「便利屋が1人いれば何とかなるし、今までもそれでうまくやってきた」という、時代遅れの体質が尾を引いているところも見え隠れしています。そのため、人事管理・労務管理・業務管理・診療管理・感染管理・医療安全管理上のシテスム整備が遅れ気味であることは、大きな課題であるといえます。

医療組織に目標管理をどのように活用し、具体的に運用していくのか。それは、医療機関それぞれの組織経営（人事考課システムの可否）や職員体質、そして長年の職場風土の特徴など、組織が求める「あるべき病院の方針・目標」に照らし合わせて現状を評価し、どのレベルに組織は立っているのかを共通認識することから始めることが、効果的な導入となると思います。管理職が最初に行うことはビジョンの明確化であり、2年後、3年後にどうなっていたいのかというシナリオが描けるかということが必要だと感じています。当院は中小規模病院であり、職員総数はわずか160人余りの組織でしたから、目標管理の実践は導入当初から全部署で取り組むことを決めました。

課題を個人に丸投げしない

組織が抱える諸問題を掘り下げていくと、「他力本願」な職場風土に浸りきっていた現状に突き当たりました。まさに危機的状況で、中途半端な関わりでいられるはずもなく、それならいっそ本腰を入れて院内の問題解決にどっぷり関わり、諸問題の本質を把握していこうと考えたのです。そしてシステムづくりを大きな課題としたときから、病院トップや他部門を相手にどんな討論の場においても根拠のある発言をしていくために、より「新しく豊富な情報を吸収する」という自分自身のテーマをはっきりさせ、多角的で実践的データというカードを用意しながら交渉に臨みました。それが院内における看護部の位置付けを確立し、看護師が仕事をやりやすくするために必要な環境整備の一歩だと信じ、看護管理者である私自身の「目標」となりました。

渦中に入り込むとは、率先して問題解決に当たらなければならないということで、課題や問題の抽出だけに終わっては何の意味もないのです。抽出はできたがなかなからちが明かない、そのうち自然消滅している……。などということはよくある話です。

問題を解決してこそ信頼は積まれていくことを実感しながら、巻き込まれるのではないという気持ちを再認識し、自らが「主導型」でなければならないし、「仕掛け人」となり行動することを心掛けました。

問題解決には創意工夫を凝らし、複数の選択肢を提案できるように努めることが効率的でした。それにより、討論の場に参加する人々が、スムーズな議論を展開するきっかけをつくることになります。また、問題解決の主役であるという気持ちをファシリテートしていくことで、耳や気持ちを会議に集中させることができ、主体的な参加意識を向上させていくと考えました。検討会議が「有効な時間消費」であったと個々が思えることが重要で、一つのテクニックであると感じています。

さらには他部門への介入や古き歴史的経緯に関わるときは、とてもデリケートな加減というものが必要となり、細心の注意を払い、タイミングを見計らうこともまた重要なポイントといえます。このように、部下のやる気を引き出す方法論は数多くあると思いますが、目標管理の実践で陥りがちな「組織が個人に課題の丸投げをする」という事態は、絶対に避けなければならないことです。このことに気付けないでいる管理職も少なくないですが、経営トップや管理職は、個人が業績目標に着手している間に、働きやすい労務管理や評価システムなど、役割に応じた目標設定を行い、スタッフと並行して努力していかなければならないと思うのです。

業績目標に疲弊させない

導入当初は、業績目標と個人目標がしっかり両立して掲げられたスタッフはごく少数で、全体の中で5〜6人程度の看護師だけでした。目標に挙げる事柄の表現方法一つにつまずきながら、なかなか浸透せず経過していたとき、かねてから提案していた第三者病院機能評価受審の方針が病院トップから打ち出されました。このことはマンネリ業務に浸っていた職員に旋律を走らせました。

私にとっては渡りに船というタイミングで、組織や部署、そして個人の役割を見つめ直す明確な課題が目の前に姿を現し、絶好の道具となりました。日本医療機能評価機構による「病院機能評価統合版評価項目v6.0解説集」に記載されている内容は、看護師だからこそ必要な安全行動や倫理、そして看護サービスに対する責任等の原点が、さまざまな角度から具体的な表現で記されていました。そこに、忘れかけていた看護のプライドを取り戻してみようという気持ちになった看護師が行動を起こし始め、多少の「やらされ感」を抱いた人もいたことは否定できませんが、私自身の行き詰まりの扉はやっと開かれた思いでした。

誰もが共通して理解できる病院目標が掲げられたことで、目標設定が具体的に表現できる人たちが増えてきました。しかし、やらされ感が消えない職員のためにこそ、この病院機能評価受審というイベントが楽しいものでなくてはいけないし、「ただ忙しくなっただけ」という不満を募らせてはならないと思い、そこに支援の焦点を当てていきました。

目標面接の際に、多くのスタッフが共通して話す事柄は、「業績目標と個人目標は、内容的には一緒なのだから、理想論でたくさんの課題を並べても……自分には無理です」という気持ちでした。多くのスタッフが感じている問題が少しずつ見えてきて、自分自身のアプローチの課題もはっきりしてきました。業績目標と個人目標の持つ意味を、面接を通じて話し続けました。専門職として医療に携わって働いていこうとするとき、企業目標達成だけではつまらない、「自分の看護人生」と「自分の私生活」（ワーク・ライフ・バランス）を共に豊かに過ごすための糸口を自ら導き出すことができなければ、目標管理導入の意味がありません。そのために個人目標をもっともっと深く掘り下げ、人に決められるのではなく、個人が自分の想いを形にしなくてはなりません。

しかし個人目標というのは、個々の価値観・仕事観・生活観・生活背景などが関与してくるため、なかなか引き出すことが難しく、目標面接は苦労の連続です。個人目標とは、自らが看護師として仕事をする上で「最も大切にしていることは何か」です。すなわちそれが満たせたとき、もっと充実した「看護のやりがい」を発見できるもので、道具の一つであることを十分に伝え、理解してもらうことが私自身の課題となりました。つまり、病院の方針や目標を達成する「業績目標」は大事ではありますが、それ以上に私が大切にし、しっかり仕上げたかったものは「個人目標」です。個々の看護師が輝いて働き、自分自身を自覚して、仕事場での価値を発見でき、やりがい感を高めて磨き続けられるシステムづくりと組織づくりでした。

まだまだ女性中心の看護の職場は、「細く長く」ではなく「太く長く」、地域在住の看護師が地域住民の健康を守るために、地域の病院の活性化に尽力し、経済的安定を得て家庭円満で社会生活を充実させるという満足をかなえていけることが、看護の仕事人生を歩き続けてきた私の切なる願いでもあるのです。

他人の人生に関わる管理職の責任

システムづくりとはいえ、人の気持ちを掘り起こす作業は、品物を右から左へと動かすようなわけにはいきません。つまり、計画表に沿った行程で、この準備（理解）がうまく進められるものではないことを、今も日々実感しているところです。長期間を要することは覚悟の上、わずかながらの進歩であっても、その経過に地道に関わっていく、腰を据えて諦めることなく関わり続けることが成功の秘訣であると思います。小さなことであっても、本腰を入れて相手の心に響く対話を根気よく続けることで、開ける看護人生がそこにある、そしてこの看護の仕事を続けていけるものならと思うとき、大げさかもしれませんが、一人ひとりの人生の目標に関われることを看護管理者として喜ぶべきことだと感じています。せっかくよい仕事をしているのに、本人にやりがいを感じさせてやれないのはもったいない、もとはみんな力とセンスのある看護師ですから、色あせてうずもれてしまわないよう、継続的な支援の手を止めてはならないと思うのです。このことに管理職は誇りを持って関われたら、管理職自身に襲い掛かるストレスも、解消の道が開けてくれるはずだと感じています。

組織から消えつつあるサラリーマン・昼行燈

さて、スタッフ一人ひとりが自分にできることを想像でき、行動をイメージして、継続するための励みとなる具体的ツールについて述べます。私は「事業計画」と称して掲げた目標に対する解説（医療情勢からの当院の分析・業務の改善・新規チャレンジ・患者、職員満足・教育面への想いを記した物）を配布し、さらに看護部総会で看護部目標の意図と、その成果を説明しています。成果に至るための問題の背景や、それが病院に及ぼす影響を説明し、行動の動機付けを具体化することで合意を取り付け、その上でスタッフへの期待値を明示して行動の可視化を促し、それを支援していくことを約束するのです。

可視化の第一歩は、部署全体で取り組む役割マトリックスとスタッフ個人が取り組む自己管理シートの成立を指します。すなわち目標管理シートへのきっちりとした記入が可視化の一歩であることを伝え、たった一枚の紙であっても個々の思いが詰まっている大切な「行動計画書」が制作される喜びを感じることが、成功体験の始まりと言い換えることができます。

可視化の次なるステップは、スタッフ自身が作業の進捗を形にしていくことであり、自己を勇気付け、自己の可能性に気付き、希望が持てるようになるためには欠かすことのできない作業といえるでしょう。

また、私自身もスタッフの成長の過程に介入している実感をより強くする瞬間であり、仕事の楽しみ、やりがいの一つになっています。「やってあげては成長しない」を教訓に、一緒に考え、じれったくても待って、待って、待ちくたびれるほど時間はかかってしまうこともありますが、スタッフの発想を引き出し、現実のものにしてやることに私自身の満足度はかなり高いものになっています。最近では、看護部以外の部署によく見受けられた他力本願的な「5時まで職員」、不感症の「昼行燈」といわれる職員が姿を消したことが、士気低下を招かなくなった環境改善の一つの成果だと感じています。スタッフの成功は自分の成功でもあるといえ、感動を共有することがポイントです。

私のモットーは「怠けることは許さない」、「ありったけの知恵を巡らせよ」、「完璧ばかりを望むな」、「作業のプロセスを大切にする」ことであり、それでできたものなら不足があってもまずは合格で、スタッフの成功体験を導くプロセス管理は、ほぼ成功していると実感しています。

目標管理からの成長

目標管理の実際は、先に述べたように成果、結果として個人、グループがさまざまな思惑の中で、看護教育、医療安全、感染対策、褥瘡予防、インフォームド・コンセント、苦情処理など多くの改善事項に着手し、全てをさまざまな「見える形」に落とし込み、成果を上げていきました。

可視化の統一は、誰にでも等しく分かりやすく伝わるという利点があり、新人から中堅、そしてベテラン、さらには他部門などの立場や環境の違う人たちの間でも共鳴・共感を生んできました。チームには欠くことのできない相手であることや、周囲への関心度が高まったことを示していました。

院内研修の中でも、初の試みとして行った看護職・介護職のコラボレーション研修会、「介護職のためのフィジカルアセスメント（心の目）研修」があります。3年間にわたり看護師が講師、介護職が受講生の立場で、互いにそれぞれ学び合いながら続けてきたその集大成として、全介護職30人による ヒヤリハット体験を題材にしたロールプレー演習を、「成果発表」という形で全職員に披露しました。目標管理は「生産性」、「フィードバック」、「継続する学び」という3つの要素に利点を見いださなくてはなりません。この成果発表会は、介護職の日常介護の実態とともに新たな「気付きと戒め」を習得した内容をシナリオ構成にし、披露してくれたものであり、看護師や他部署の観客はうなずきと感動を受け、その気持ちが介護職にストレートにフィードバックされました。介護職もまた高揚した表情で充実感を得たとレポートされ、私自身も、選挙演説のようにくどい話にしかり、未熟な目標面接にしかり、相手を行動させるための実践的なプロデュースも一つの支援であることを痛感させられました。「背中を少し押してやる」という、出しゃばらず敬遠せず「ちょうどよい加減」のタイミングでの適量のアドバイスが効果的であることを、この成果発表会より学びました。目標管理は、机上や紙面で行うものではないことを、伝えられたのではないかと思います。

資格取得ラッシュ

「自分の夢は自分の本気でかなえよう」というスローガンを掲げた年がありました。この年の個人目標は、資格取得に焦点を定めた目標が多くあったように思います。中堅の准看護師が看護師の資格を取りたいと志をオープンにすることは、これまでの経緯から考えると大きな決断だと思います。過去の職場体質からは「どうせ私は准看ですから……」と斜に構えていた看護師の気持ちの変化に、大きな感銘を受けました。中小規模病院では、いまだ7対1看護や10対1看護も取得できない、働く看護職は准看護師が50％は在職しているなど、なかなか厳しい現実は悩みの種となっていますが、遠い楽園を夢見ながらも「困ったちゃん」の意識改革に手をこまねいていては、組織力の低下は免れません。腰を据えて取り掛かると決め、看護師の集団らしい品格と気品、そしてケアの質向上のために先に述べたような院内教育制度を利用しながらコツコツと改善を進めていくうちに、個々のチャレンジがより明確なものとして明らかにされ、「公的資格の取得」という自己の目標達成に向け、周囲に理解と協力をアピールするような、主体的な内容が個人目標に登場し始めたのです。

目標管理制度導入より5年で、准看護師から看護師国家試験に合格した者は7人となり、介護職も一般家庭の専業主婦であった人などをはじめ、新たに5人が介護福祉士資格を取得できました。他にも診療情報管理士、呼吸療法士、透析認定看護師、認知症ケア専門士、ＢＬＡＳ認定士、ＰＯＳ医療認定士、笑いの療法士、介護支援専門員、住宅コーディネーター2級・1級など、さまざまな認定資格に挑戦し、志願者は全員合格を果たしてきました。「井の中の蛙、大海を知らず」という状況の看護職員たちは、院外の看護活動状況や近隣看護師等との交流会を通じで、寝たふり看護師を返上していったのです。

学歴を付けその学びを看護に実践する。このことは学問を基盤として、患者に対する全人的ケアを提供するための問題リストの抽出、看護の目標、看護計画、看護実践、評価、修正という看護のプロセスを展開できる喜びと自信を実感しながら、看護師としてエビデンスのある看護を楽しんでいるように思えます。一人ひとりの正しい知識や判断が、看護のケアレスミスや医療事故を防ぐ重要な要素となるわけですから、業績目標・個人目標の根幹でもある「医療の質の向上」の大目標に向かって、焦らず継続的にやりがい支援を続けていくことはとても重要なことであり、目標管理導入の成果を語るとすれば真っ先に挙げられることだと感じています。看護師の離職率も導入当初からは大きく下降線をたどり、安定した人員環境を保持していけるようになり、「看護力の貯蓄」という視点で、ようやく貯金通帳がプラスを記帳できるかという思いでいます。

業務改善の企画・提案

さまざまな角度から導き出された個々の「やる気」は、主体性と積極性を発揮させ、無関心体質が消えました。また、無関心や他力本願であった自分の責任の大きさを理解し、認識できたことが体質改善のもととなっています。看護職としての責任、組織人としての責任、報酬をいただいて働いている社会人としての責任を考える者が多くなったことは、帰属意識・職場カラーに大きな変化をもたらしました。その具体的な行動が、看護職員による「提案書」です。疑問を感じたときにふたをすることなく、問題提起の一声がある職場は勢いを感じます。「また問題！　今度は何？」というスタンスではなく、「よく情報を伝えてくれた」と一度は全面的に受け取る必要があります。一緒に問題解決していく姿勢がスタッフに伝わることが重要で、問題を「見守る・一緒に考える・引き継ぐ」に分類し、管理職としての支援を行ってきました。問題の気付きは解決策の提案・実践・評価へとプロセスの質を主体的に進化させ、「提案書・企画書」というシステムを定着化させながら、個々のあるいはグループの創意工夫を可視化していきました。ここでスタッフのやる気・やりがいを引き出す大きな要素として考えられることは、一つの対策・考案に対して仲間の協力があり、チームで解決策の経過を見守り、評価を出していけるというプロセスそのものだと思うのです。

トップダウンでやらされている仕事と、ボトムアップを図りながらしている仕事とでは、人材育成および業績成果は全く異なる結果を生むと実感しています。

管理職としてスタッフを自由奔放・好き勝手にやらせるということではなく、考えをまず尊重する姿勢が人を育てていくと思うのです。創意や工夫が未熟なものも中にはいますが、大切なのは「報告・連絡・相談」のルール化を徹底し、「最終責任は私が取る」という管理職の共に取り組む姿勢が相手に伝わることが「やる気」の原動力となるのです。

当院は、この10年間に2回の病院機能評価受審（Ver.5.0・Ver.6.0）を経験しました。いずれも「一発合格」の評価をいただいたことは、職員にとって何よりの自信につながったと感じています。目標管理制度導入とともに並行して取り組みましたが、決して別々のものではなく、医療・看護のスタンダードを定着させるという明確な目標に、個々のチャレンジを尊重して支援するという、極めて単純なシステムづくりであったと思っています。これにより自分を高め、組織を高め、看護師としての仕事に誇りとやりがいを感じていける医療人としての集合体であり続けたいと考えました。

管理職の同僚イメージ調査

人は「褒められて育つ」、この言葉は私自身が一番それを実感し、納得していることかもしれません。目標管理にはもっとも重要な「目標面接」というものがありますが、師長職は「何年たってもうまくいかない！」とコーチングや交流分析、さまざまな研修を受講しながら頭を抱えています。私自身も同様の悩みを常に感じており、面接テクニックを身に付けることは簡単ではありません。しかし、相手にまず受け入れてもらえる第一歩とは、どのようなことなのでしょうか。スタッフは管理職をどのように見ているのでしょうか。上司評価を行う一般企業のことは知っていますが、医療機関ではどの程度これが行われているのでしょうか。一般的には「上司は部下を選べるけれど、部下は上司を選べない！」という現実があります（最近では部署異動希望も活発で、無理なら退職という交換条件も……）。確かに、優れたリーダーのもとで働きたいと考えるスタッフが多いことは事実です。

管理職は年2回の部下評価を行い賞与に反映させていますが、部下から見た上司の客観的評価も気になるところです。そこで、師長・主任間の同僚イメージ調査を行ってみることにしました。同じ役割を担う他の管理職から、自分に対する客観的印象はどのように映っているのか、ということを明らかにしてみようという企画です。個人的には、部下による上司評価をそろそろ行ってみたいところでしたが、たぶん管理職のダメージは大きく、フォローできる自信も私自身に備わっていないことから、

「抗体をつける」意図からも今回は、第一段階として同僚イメージ評価という形で他者評価を実践しました。つまり、気付いていない自分を指摘してもらい、部下への目標面接に活かしてもらいたいという意図的な提案でした。しかし、無記名ルールの中で行われたこともあり、いざ開いてみると本当に相手のためを思い「知ってほしい・聴いてほしい」と感じられる記述はごく一部のものだけでした。「白紙（無言）」であったり「よく分らない」、「関わっていないので分からない」、または、「全て良くできている」という表現もあり、まじまじと読むと「心がない」と感じられるもので、管理職として目標面接テクニックを唱える前に、相手にどれくらい関心があるのか管理の感性を問いたくなる実態でした。

一方で、ある人の対象者に対して、自分は責任感に欠けていると感じていましたが、別の人は責任感があると記述していることもありました。この感じ方の相違はどこから起きてくるのか、と考える機会を得ることにつながったという管理職もいましたので、この企画はいろいろな面から今後の看護管理に課題を投げ掛けました。人にはいろいろな考え方があるという絶対的な前提を踏まえ、常に無色透明なポジションから対応すべきであり、相手の考えが理解できなくても、尊重しなくてはならないことを学ぶことができたと思います。

部下とのパートナーシップが互いのやりがいになる

医療を取り巻く時代のニーズや医療情勢に追いついていくためには、残された課題をそのまま次期の目標に掲げていくというのも考えもので、目標管理も当院なりの進化を図らなくはなりません。病院・部門・部署の課題は、こうあるべき・こうでなければならない、という現代社会を背景に一つひとつを「描写」して、厚みを増し、質を高めていかなければならないと思っています。その中で新たな組織の「強みと弱み」の発見ができるもので、より具体的な課題抽出ができ、目標の設定が明確になっていくと思うのです。目標管理は「目標による自己管理」システムであり、自分の成長を自分で管理するものです。管理職は自分のキャリアに合った目標を立て、部下とのパートナーシップで病院の目標達成を図りながら、管理職自身が一番「やりがいを感じながら」働くことができます。そして当院にとって大きな課題は、スタッフ同様自分自身を「大切に・いたわって・褒めてやって」折れない管理職を育成することであり、大事な目標の一つでもあります。

看護部の改革は、どこを攻めれば自身の理想とするビジョンに近づけるか、毎日が試行錯誤の挑戦です。管理職の方々が「諦めない気持ち」を継続していけるよう、効果的エッセンスを振りかけながら工夫を凝らし、目標管理第2幕へと発展させていきたいと考えています。

人が育つ環境の整備と学ぶ風土の醸成

〝創造的な人材の育成〟は、当看護部門の重要な課題です。私が医療知識や介護技術の習得のための個々の育成と等しく重要と考えてきたことは、〝職場におけるチーム力の構築〟です。入院を余儀なくされた患者さまの生活の場となる療養病棟の24時間は、看護師も介護士もシフト制で働いています。そのため、自分一人だけの力ではなく、チーム全員の力で成りたっているという自覚を持つことが、最低限のルールであることを認識してもらうことが最初の課題です。こんな当たり前のことと思うかもしれませんが、実はとても重要なキーワードだと思うのです。「報告・連絡・相談」はこのルールが根底にあり、実践されることで、価値を生み出していくものです。

個人の成長で終わることなく、チームとしていかに再現性のある成果を出せるか、ということを考えられる職員を育てたいと奮闘しているところです。

目標管理制度の導入から10年がたち、「目標による自己管理」システムの展開により、スタッフ自身が「一人では効果的な仕事（成果）はできない」という過去の苦い経験をきちんと学習し、今日を迎えていると感じています。チームは看護部門から他職種に至るアプローチを現実化し、日々の介護・看護・リハビリの実践的展開を実現していると評価できるようになりました。一人ひとりが、自己の役割モデルを実現させるための取り組みを創造的に企画し、成果を出していることは、取り組みの過程において一つの成功体験がモチベーションを高め、精度を上げてきているのだと思います。個々のさまざまな目標設定において、どのケースにとってもその成功を実感するために必要となったことが、「チームメンバー全員が一つの難関を越える」ということで、全員のミッションでした。例えると、メンバーは軽々と塀を登れる男性もいれば、はしごを掛けても塀を越えられない女性もいます。そのような中で、「こんなの無理」とささやかれる声を、メンバー同士が何とかしなくてはと考え、手をつないだことのない者同士が、その手を引き上げ助け合ったことで全員が塀を越えることができた、という成功体験が職員を変化させていったのです。

看護管理者の役割とは、患者満足・職員満足・病院満足につながる取り組みがどのようなものなのかを理解し、目標管理制度を通じて培われた、計画・実行・評価・修正のサイクルを定着させて、主体的に活動する組織人を、また個人としての役割を有意義かつ効果的に発揮できる、いわゆるチーム・ビルディング能力を向上させる環境をつくることであると考えるのです。

組織はさまざまな習性や考えを持つ人々の集団です。その中で一定の秩序を保ち、自己の責任くらいは全うし、医療職である以上、人や物事に強い関心を示し、協働して行動する集団であり続ける必要があります。それを継続させていかなくてはならないのが、私の思う看護管理なのです。

19 組織づくり・人づくりへの思い

「武勇伝の語り」の中にある成長のカギ

時代を担う人材育成が重要視されている今、「教育」という言葉が脳裏をめぐり、どのような教育計画を立て、どのような研修会を催せば効果的な育成が図れるのか、看護管理者の皆さまは試行錯誤の連続で二歩前進、一歩後退の現場の姿を体験されているのではないでしょうか。

一般的によく聞かれる「企業は人材なり」という言葉があります。これには企業の発展、継続のためには人材育成は最も重要であることを示し、そのためには「しっかりとした教育システムを構築しなければならない」とする考え方と、もう一つは、「人材とは環境の中で勝手に育つものでありｏｆｆ－ＪＴなどの別の場ではなく、仕事をさせることが教育そのものである」という考え方が存在しているといわれています。

近ごろのように経営環境がドラスチックに激変していく中で、組織が人材育成に投資した分、その価値を生んでいるかと評価してみれば、期待どおりには至っておらず、看護部門はまさにその代表として挙げられます。ようやく育った人材が教育効果の出るころには離職に至るという例も稀ではなく、組織は「育成すべきは改革能力のある一部のリーダー」を指しているというのが紛れのない本音です。

「人材重視」といえども、全ての職員に教育的投資がなされることは、必ずしも当然のこととしては存在しないのです。

このような背景を肝に銘じた私の人材育成の基本的スタンスをご紹介すると、とにかく「生きた実践的学びから主体的な課題解決ができる」ということです。コミュニケーションの中から、「人が育つ職場の環境づくり」のための問題を発見し、解決するための学習を積み、解決するために実践に移す、そして組織の目標達成につなげていくというサイクルを繰り返すことなのです。職場内のインフォーマルなコミュニケーションの充実具合が、チームの人材育成・現場教育を手掛ける者の重要なキーワードであり、関わりの目安なのです。難しい仕事を進めたり、学びを深めていく中で、インフォーマルなコミュニケーションがとれない集合体には、フォーマルなコミュニケーションに無理が生ずる可能性が高いといえます。職場風土の現われを読み取り、「場の管理」をすることが重要なのです。

キャリアや年齢に関係なく「自由に話せるミィーティングの場が用意されている」といった、極シンプルなことが現場教育の始まりであり、私たちの腕の振るいどころということです。

気楽に話せるオフサイトミーティングにより、同じ職場で働いている人（同僚・先輩　上司）たちがお互いをよく知ることができ、思い込みによる不信感や誤解が解消したり、周りの人が何を考えているかを知ることで自分の考えを話しやすくなったり、個人が尊重される職場、すなわち「人が育つ職場の環境づくり」というテーマに、有意義な成果を期待できます。

「職場での仕事と学習の同期化」という言葉をご存じでしょうか。ワークプレイスラーニングでいう定義の一つであり、「現場の学び」×「研修の学び」、介護職育成を例にすると、介護職の育成は研修室だけで行われるものではない、現場でも大いに繰り広げられているということです。学習（学び）とは、現場において介護職自身がいろいろな機会や場面を通じて「知識を共有したり」、「知識を創造したり」、「知識を概念化したり」、「知識を統合したり」することです。学習は研修会場の外でも起こってくるわけで、知識を頭に蓄えるだけではないし、教えることだけが教育ではないと思うのです。

私たちは長い間、看護職という職人として、自分自身が現場に立って思考作法を徹底的に続けてきたからこそ、理論と現実の差を感じるのではありませんか。そして現場での困難に打ち勝ってきたからこそ、パッとアイデアが浮かんでくるのではないでしょうか。かつて私たちも職場でそれぞれが体験した「武勇伝の語り」の中から学び、今で言うナレッジマネジメントにより解決しようと、モチベーションを高めていったように。

P.F.ドラッカーが著書に示す「小さく、シンプルに、超一流を目指す」自分マネジメントは常に可能であることを胸に刻みたいものです。

< 著者紹介 >
小宮美恵子（こみや　みえこ）

1974 年：国立療養所大日向荘入職（現在の独立行政法人病院機構　西群馬病院）。
夜間の進学コースに通いながら勤労学生として看護師資格を取得。
1989 年：医療法人一羊会　上武呼吸器科内科病院　看護部長。
看護現場のトップマネジメントを学ぶ。
1995 年：医療法人一羊会　老人保健施設開設準備室　室長（看護部長を兼務）。
医療・介護の政策を学び、施設オープンに向けた開設プロセスを経験する。
1997 年：医療法人一羊会　訪問看護ステーション　管理者。
在宅医療の一端を担う訪問看護師の実務および管理者業務の修得。
1999 年：医療法人輝城会　沼田脳神経外科循環器科病院　看護部長。
看護部長として看護経営を学び、第三者 病院機能評価受審総括を務める。
2004 年：医療法人相生会　わかば病院　看護部長。
認知症、診療情報管理に関わる専門資格を取得し、第三者 病院機能評価 ver.5.0、ver.6.0 の更新を果たした。
2013 年：現在に至る。

七転び八起きの
創造的看護管理

2015年 8 月30日　第 1 版第 1 刷発行

著　者　小宮美恵子
発行者　平　盛之

㈱産労総合研究所
発行所　出版部 経営書院

〒112-0011　東京都文京区千石4-17-10
産労文京ビル
電話　03-5319-3620
振替　00180-0-11361

印刷・製本　藤原印刷株式会社
落丁・乱丁本はお取り替えします。ISBN　978 - 4 - 86326 - 201 - 0　C3047